系統看護学講座

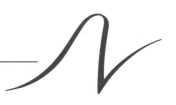

専門分野

看護管理

看護の統合と実践 1

上泉　和子　青森県立保健大学名誉教授

小山　秀夫　兵庫県立大学名誉教授

筧　　淳夫　工学院大学教授

鄭　　佳紅　山梨県立大学教授

医学書院

系統看護学講座　専門分野
看護の統合と実践[1]　看護管理

発　　行	1975 年 2 月 1 日	第 1 版第 1 刷
	1982 年 2 月 1 日	第 1 版第 8 刷
	1983 年 1 月 6 日	第 2 版第 1 刷
	1985 年 2 月 1 日	第 2 版第 4 刷
	1986 年 1 月 6 日	第 3 版第 1 刷
	1988 年 2 月 1 日	第 3 版第 4 刷
	1989 年 1 月 6 日	第 4 版第 1 刷
	1992 年 2 月 1 日	第 4 版第 4 刷
	1993 年 1 月 6 日	第 5 版第 1 刷
	1995 年 2 月 1 日	第 5 版第 4 刷
	1996 年 1 月 6 日	第 6 版第 1 刷
	2001 年 2 月 1 日	第 6 版第 8 刷
	2002 年 2 月 1 日	第 7 版第 1 刷
	2005 年 7 月 15 日	第 7 版第 6 刷
	2006 年 3 月 15 日	第 8 版第 1 刷
	2012 年 2 月 1 日	第 8 版第 13 刷
	2013 年 1 月 6 日	第 9 版第 1 刷
	2017 年 2 月 1 日	第 9 版第 5 刷
	2018 年 1 月 6 日	第 10 版第 1 刷
	2023 年 2 月 1 日	第 10 版第 6 刷
	2024 年 1 月 6 日	第 11 版第 1 刷 ⓒ

著者代表　　上泉和子
　　　　　　かみいずみかずこ
発 行 者　　株式会社　医学書院
　　　　　　代表取締役　金原　俊
　　　　　　〒113-8719　東京都文京区本郷 1-28-23
　　　　　　電話　03-3817-5600(社内案内)
　　　　　　　　　03-3817-5657(販売部)
印刷・製本　アイワード

はしがき

　看護管理学は，看護サービスを提供するしくみについて考え，どうすればよりよい看護を提供できるかを追求する学問である。看護は「人」が提供するものであり，そのため，看護管理について考えるときは，病院や看護部などの組織について考えるだけでなく，組織を構成する看護職個人について考え，さらに社会との関係においてどのように医療・看護に関する課題を解決していくかも重要となる。

　看護管理というと，病院の看護師長など，看護管理者になる人が学ぶものと理解されていることが多かった。しかし本書では，看護管理を広く「マネジメント」としてとらえ，看護管理者だけでなく，看護実践者にも必要な知識と技術として解説している。各章の内容は，患者－看護師間で提供されるケアのマネジメント，看護職自身のマネジメント，組織の一員として活動する際に必要な看護サービスのマネジメントなどで構成した。

　かつて看護基礎教育課程には看護管理に関する内容は含まれていなかったが，2008年の「看護師等養成所の運営に関する指導要領」において，「チーム医療および他職種との協働のなかで，看護師としてのメンバーシップおよびリーダーシップを理解する内容とする」ことおよび「看護をマネジメントできる基礎的能力を養う内容とする」ことが留意点として示された。そして，看護師国家試験問題出題基準（平成26年版）において，保健医療制度の基本や保健師助産師看護師法，医療安全対策や療養環境などの患者の安全・安楽をまもる技術については必修問題の項目にあげられた。さらに，看護師国家試験問題出題基準（平成30年版）では，「看護の統合と実践」の拡充により，看護マネジメントの概念や人材育成・活用などが明記された。これは，その後の看護師国家試験問題出題基準にも引き継がれている。看護を学ぶ多くの学生諸君が，本書を通して視野を拡大し，知識を深めていくことを望む。

　日進月歩の医療においては，提供するサービスの質を保証し，向上させていくことが強く求められている。看護ケアにおいても，質の向上は重要関心事となっており，これに応えていくためには，第一線で患者に看護を提供する看護職の研鑽が必須となる。また，看護管理者にはケアを提供する看護職が最大限に活動可能となるよう，環境を整えていくことが求められている。そのようなケアの向上に本書が少しでも役だつことを願っている。

●改訂の趣旨

　現在世界規模でおこっている変化により，わが国の社会や医療，そして看護は迅速な変革と対応を求められている。本書では，こうした社会の動向や看護への影響をふまえ，以下のように構成や内容の改訂を行った。

　新型コロナウイルス感染症（COVID-19）のパンデミックは，感染管理や医療体制のあり方に大きな変化をもたらした。そこで，院内感染対策について，病院建築の観点からの感染対策，ゾーニング，感染制御チームなどの内容を加えた。

　少子高齢社会の現実は，保健医療従事者の働き方にも早急の対応を求めている。これについては，看護職個人のキャリアディベロップメント，専門職としての健康管理，タスク

シフト・タスクシェア，職場におけるハラスメントなどの内容を充実させた。

　また，看護学生が卒業後に病院などの大きな組織で働くにあたって，まず理解しなければならないのが，看護提供システムである。さまざまな看護提供システムが存在する現状をふまえつつ，今改訂では看護ケア提供システムについて図を加え，記述の追加や見直しを行い，よりわかりやすくした。

　本書はこれからもブラッシュアップを心がけ，時代にあったテキストとして改訂していく所存である。現代はつねに新しい情報にふれることが求められる一方，あふれんばかりの情報のなかで，それぞれが取捨選択をしなければならない時代である。テキストにとどまらず，情報を入手する必要性も理解していただきながら，本書を活用していただければ幸いである。

　2023 年 11 月

著者ら

目次

第1章 看護におけるマネジメント

第2章 看護ケアのマネジメント

第**3**章 **看護職としてのセルフマネジメント**

第4章 **看護サービスのマネジメント**

第5章 マネジメントに必要な知識と技術

第6章　看護を取り巻く諸制度

第 **1** 章

看護におけるマネジメント

本章の目標	□ 看護管理学に含まれる要素についての概略がわかる。
	□ 看護のマネジメントが必要とされる場について理解する。
	□ 看護におけるマネジメントの変遷とこれから求められることについて考察する。

はじめに

「**管理**」という言葉について，辞書では「① 管轄し処理すること。良い状態を保つように処置すること。とりしきること。② 財産の保存・利用・改良を計ること。③ 事務を経営し，物的設備の維持・管轄をなすこと。」と説明されている[1]。

組織管理の考え方の変化

組織管理について，かつては，組織のなかで地位をもった責任者が部下を管轄するために必要なものであると考えられることが多かった。しかし今日では，管理は組織のなかでなんらかのことがらに責任をもつすべての人にとって，それぞれが仕事を調整していくうえで，必要なものであると認識されている。

看護においても，管理に対するこの認識は同様である。管理の概念や知識は，看護部長や看護師長のような管理者だけに必要なことではなく，仕事になんらかの責任をもつすべての看護職に必要なものとしてとらえられるようになっている。

管理とマネジメント

しかしながら，「看護管理」という言葉は，その歴史的背景から，現在でもなお「看護管理者の行う仕事」をさす印象が強い。そこで本書では，言葉のニュアンスによる誤解を最小限にするために，とくに「管理」という言葉を用いる必要がある場合を除いて「**マネジメント**」という言葉を用いることとする。

マネジメントは，その主体の理念・目的・目標・方針・戦略・計画などに基づいて，効率的・効果的に活動し，目標を達成するために必要となるものである。これは，組織にはもちろんのこと，個人にとっても不可欠なものといえる。

1 ）新村出編：広辞苑，第 7 版．岩波書店，2018.

A 看護管理学とは

　看護のマネジメントを学習するにあたって，最初に歴史的な看護管理の定義について確認する。つづいて，学問領域としての看護管理学の概念構成と基本的な要素を知り，それをふまえたうえで看護のマネジメントが実践される場についてみていく。

1 看護管理の定義

● **歴史的な看護管理の定義**　看護管理については，これまで以下のように定義されてきた。

　①**WHO 西太平洋地区看護管理ゼミナールが採択した定義（1961 年）**「看護管理とは看護婦の潜在能力や関連分野の職員および補助的職員あるいは，設備や環境，社会の活動などを用いて人間の健康向上のためにこれらを系統的に適用する過程である。」[1]

　②**ギリーズの定義（1982 年）**「管理とは他の人々によって仕事をしてもらう過程として定義されてきた。したがって，看護管理とは，患者にケア，治療，そして安楽を与えるための看護スタッフメンバーによる仕事の過程である。」[2]

　③**日本看護協会看護婦職能委員会による定義（1995 年）**「臨床における看護管理とは，患者や家族に，看護ケア，治療への助力，安楽を与えるために行う仕事の過程である。看護管理者は最良の看護を患者や家族に提供するために，計画し，組織化し，指示し，調整し，統制を行うことである。」[3]

　④**看護大事典による定義（2010 年）**「看護が提供される施設や機関において，対象者に質の高い看護サービスを効果的かつ効率的に提供し，サービス提供側の看護師も意欲的にサービスが提供できるようなシステムをつくり，整え，また組織を動かすこと。そのためには人的・物的・経済的資源を有効に活用することが必要。」[4]

● **近年の状況をふまえた看護管理の定義**　看護管理の定義は，従来は患者に「ケア」を提供するための仕事の過程というとらえ方であったが，近年ではサービスの概念が導入されるなどして，時代や環境に合わせて少しずつ変化している。

　こうした各種の定義をふまえて，現在の看護管理を定義すると「看護職❶が看護サービスの対象者によりよい看護を提供することを目ざして行う一連の活動である」といえる。

NOTE
❶**看護職**
　看護を職業とすることを認められた者。わが国においては看護師，保健師，助産師，准看護師の総称（▶170 ページ）。

1）永野貞ほか編著：WHO 看護管理ゼミナール記録．p.5，日本看護協会出版部，1963.
2）Gillies, D. A. 著，矢野正子監修：看護管理──システムアプローチ．p.1，へるす出版，1986.
3）日本看護協会看護婦職能委員会編：看護婦業務指針．p.89，日本看護協会出版会，1995.
4）和田攻ほか編：看護大事典，第 2 版．p.592，医学書院，2010.

2　看護管理学の概念構成

● **学問領域としての看護管理学**　前項のように「看護管理」は，看護師が行う実践であり，その実践に必要な知識を探求する学問領域として位置づけられるのが「**看護管理学**」である。

　看護管理学は，応用科学であり，**看護学**を基盤として，組織論・組織行動論などの**経営学**の知識を応用・適用するとともに，看護管理にかかわる独自の知識を探求する（◉図 1-1）。

　経営学は幅広い学問領域を横断する学際的な実践科学であり，経済学・社会学・心理学・政治学・文化人類学・比較文化論などの各学問分野がマネジメントの領域にかかわることから，おのずと看護管理学のかかわる領域も広くなる。

　看護管理学の知識の探求のレベルには「組織のなかの個人」「集団」「組織」「制度・政策」がある。

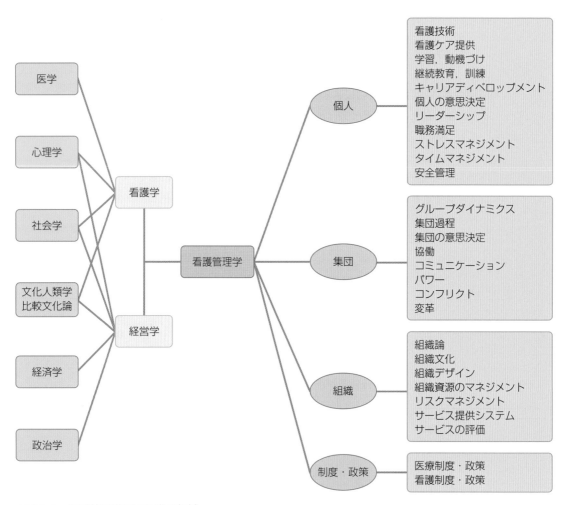

◉**図 1-1　看護管理学を取り巻く領域**

● **看護管理学の対象領域**　看護管理は，もともと幅広い概念として定義づけられているが，歴史的には病院における看護業務の管理に関する内容とその知識が中心であり，病院の看護師長，あるいは看護師長になる人が必要とするものといったとらえ方が根強く残っている。その結果，看護管理学は看護管理者の養成を主眼としたものとなり，その学問的探求の領域は病院という狭い領域に限られていた。現在でも，看護管理学は看護管理者の養成になくてはならないものであるが，本書では，看護管理学を，管理者養成だけを目的とするものではなく，すべての看護専門職にとって必要な知識として位置づける。

● **看護管理の中心的概念**　看護管理の中心的概念は，患者―看護師間で提供されるケアであり，患者に提供するケアをマネジメントすることである。そして，患者に提供するケアを組織的にマネジメントするのが，看護サービスのマネジメントである。また，看護サービスを提供する場である組織と社会との関連を説明する制度・政策も看護管理を構成する概念である(◑図1-2)。

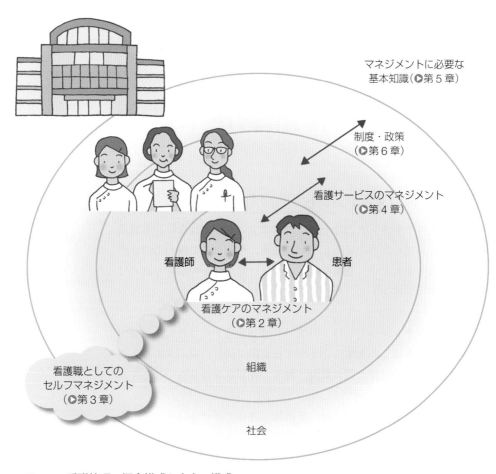

◑**図 1-2　看護管理の概念構成と本書の構成**

3 看護管理学の基本的要素

　本書で学ぶ看護管理学の基本的な要素は，① 看護の対象に提供されるケアを調整・統制することを意味する「看護ケアのマネジメント」に関する諸知識，そして，② 看護職1人ひとりが自立・自律した看護職になるための「看護職としてのセルフマネジメント」に関する諸知識，③ 看護職が提供するサービス全体を組織とそのマネジメントの視点からとらえる「看護サービスのマネジメント」に関する諸知識，④ 一般的なマネジメントに必要な知識・技術や，⑤ 看護と看護管理を取り巻く環境的要素としての法的基盤・諸制度である。

1 看護ケアのマネジメント

　看護ケアのマネジメントとは，看護職が対象者に責任をもってケアを提供するために必要となるマネジメントである（◖第2章）。

● **看護過程の展開とマネジメント**　看護過程の展開は，対象者のかかえる問題を明らかにし，問題解決のために提供する看護を計画・実施・評価・改善することである。そして，ケアをマネジメントすることは，対象者に必要なケアが効率的かつ効果的に提供されるようにケアを調整し，連携をはかり，実践し，評価することである。これらは1人の看護職として，自立して仕事を進めるために，十分に身につける必要のある技能である。

● **看護職としてのセルフマネジメント**　看護ケアのマネジメントを行うためには，対象者に看護ケアを提供すると同時に，看護職それぞれが自立・自律した専門職として，さまざまな学習をしたり，経験をしたりすることも必要となる。言いかえると，1人ひとりに専門職になるためのキャリアマネジメントを行うことが求められる（◖第3章）。

2 看護サービスのマネジメント

　看護職はケアのマネジメントだけをしていればよいわけではない。看護職は医療の現場において，専門的に，しかも広範囲にサービスに携わることができる職種である。そのため，看護職間だけではなく，ほかの職種も含めて看護サービスをマネジメントし，サービスの提供に必要な資源のすべてを活用して協働を行う。

　看護サービスのマネジメントとは，組織の目標を達成するために，組織の管理者として，人員をはじめとするさまざまな資源を調整・統制することを通じて，看護サービスの提供と質の調整，展開，評価に責任をもつことである（◖第4章）。

　①**看護サービス**　看護サービスとは，看護職の提供するサービスのことをいう。対象者に提供する実際のケアだけでなく，ケアを提供するために必要な計画・組織化・指揮・統制などの一連の行動やその過程を含む看護職の行うすべての活動が看護サービスである。

②**管理者**　組織の管理者とは，管理を責務とする人である。たとえば病院の看護組織では，看護師長とよばれる職長や係長のレベルから看護部長（副院長の場合もある）までをさす。

　組織の管理者には，つねに組織内の目的が適正に保たれているか，協働のしくみが円滑に作用しているか，情報伝達が十分か，技術はどうかなどについてマネジメントすることが求められる。

4　看護のマネジメントが行われる場

　看護のマネジメントが行われる場は，じつに多様である。看護実践の領域は，看護の対象者が存在するところすべてであり，したがって，看護実践のあるところすべてにおいて看護のマネジメントが必要とされる（◉図1-3）。

◆ 保健の領域

　看護職が活動する保健の領域には，家庭や保健所，学校，企業などがある。

　①**家庭・保健所**　地域に根ざし，その地域社会（コミュニティ）に必要とされるケアを提供する場である。

　②**学校**　地域社会に含まれる場合もあるが，児童・生徒・教員などの健康管理を中心としたケアの提供を行う場である。

　③**企業**　産業保健として，労働者などの健康管理を中心としたケアの提供を行う。

---

column　**看護管理を知ることは，現場でぶつかる壁を突破するカギとなる**

　よかれと思ってしたことなのに注意されたり，理不尽なことを言われているのになぜか自分があやまらなければならなかったり，うまくやろうと新しいやり方を取り入れたはずが結果としてうまくいかなかったりして，せつない思いをすることがある。「先輩に言われたとおりにしたのに自分だけ怒られた」とか，「自分が言ったときには反対されたのに，同じことを先輩が言うと周囲の反応がかわり，みんなが賛成にまわるようになった」とか，思いあたることはないだろうか。

　たとえば臨床現場では，患者さんのバイタルサインに変化があり，先輩に相談して医師に報告をしようとコールをしたら，なぜか自分だけが怒られ，その後，先輩がかわって医師に対応し，処置などの指示をもらった，などという状況もありうる。こんな状況も，じつはいろいろなことがからみ合って生じていることが多い。

　現場でうまくいかない，なにかがおかしい，などと思ったとき，そのことだけを考えていても，理由はわからないかもしれない。そんなとき，ちょっと視野を広げて，それが全体のなかでどのような位置づけにあるのか，システムのなかで，組織のなかで，自分の仕事はどのように機能しているのか，個としてだけでなく，全体も見渡すことで，問題解決ができることがある。ここにも，看護職が看護管理を知る意義がある。

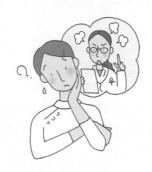

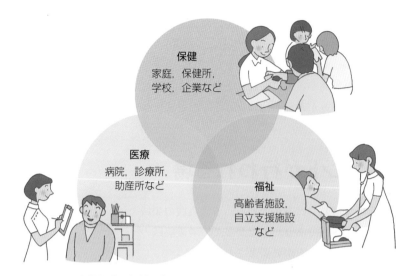

保健
家庭，保健所，
学校，企業など

医療
病院，診療所，
助産所など

福祉
高齢者施設，
自立支援施設
など

◯図1-3　看護実践の領域と場

◆ 医療の領域

　医療の領域には，病院，診療所，助産所などがある。これらの場では，医療サービスの提供を必要とする対象者を中心に，看護ケアの提供を行う。看護職が実際に就業している場としては医療の領域が最も多く，なかでも病院には看護職の6割以上が就業している。

　①**病院**　医師または歯科医師が，公衆または特定多数人のため医業または歯科医業を行う場所である。20人以上の患者を入院させるための施設を有するものをいう（「医療法」第1条の5）。

　②**診療所**　病院と同じく，医師または歯科医師が，公衆または特定多数人のため医業または歯科医業を行う場所であるが，患者を入院させるための施設を有しないもの，または19人以下の患者を入院させるための施設を有するものをいう（「医療法」第1条の5の2）。

　③**助産所**　助産師が，公衆または特定多数人のためその業務（病院または診療所において行うものを除く）を行う場所をいう（「医療法」第2条）。

　近年では，介護老人保健施設❶や介護医療院❷，居宅において看護ケア（訪問看護）の提供を必要とする対象者が増えており，医療としての看護ケアの提供の場が拡大している。

◆ 福祉の領域

　福祉の領域では，介護老人福祉施設（特別養護老人ホーム❸）などの高齢者施設や障害者の自立支援施設などの社会福祉施設において，看護ケアの提供が行われている。そして，さらにそれぞれの機能を重複してもつ場がある。これらは対象者の健康にかかわる対応や管理などを行う場である。

NOTE

❶介護老人保健施設
　介護保険上の要介護者に対し，施設サービス計画に基づいて，看護，医学的管理の下における介護や機能訓練などの必要な医療ならびに日常生活上の世話を行う施設（「介護保険法」の規定に基づく）。

❷介護医療院
　長期療養が必要な介護保険上の要介護者に対し，施設サービス計画に基づいて，療養上の管理，看護，医学的管理の下における介護や機能訓練などの必要な医療ならびに日常生活上の世話を行う施設（「介護保険法」の規定に基づく）。

❸特別養護老人ホーム
　「老人福祉法」第20条の5に規定された老人福祉施設。常時介護を必要とする高齢者などを入所させ，日常生活上の世話などを行う。「介護保険法」では介護老人福祉施設という。

◆ 地域における包括的なケア

近年では，介護を必要とする状態となっても住み慣れた地域で暮らしつづけることができるよう，保健・医療・福祉が一体となったケアの提供が求められている。高齢者などに対してニーズに応じた住宅が提供されることを基本としたうえで，生活上の安全・安心・健康を確保するために，医療や介護のみならず福祉サービスを含めたさまざまな生活支援サービスが，日常生活の場（日常生活圏域）で適切に提供できるような地域での体制（地域包括ケアシステム❶）づくりが推進されている。

看護職は保健・医療・福祉のすべてにおいて看護ケアを提供することができる職種であるため，それぞれの場におけるケアの提供のみならず，各所とのかけ橋となることで，切れ目のないケアの提供が求められている。

▭NOTE
❶地域包括ケアシステム
高齢者の尊厳の保持と自立生活の支援の目的のもとで，可能な限り住み慣れた地域で，自分らしい暮らしを人生の最期まで続けることができるよう，住まい・医療・介護・予防・生活支援が一体的に提供される地域の包括的な支援・サービス提供体制をいう。

B 看護とマネジメント

マネジメントとは，ある目的の達成に向けて，人々を動かしていくための活動である（●144 ページ）。ここでは，組織のマネジメントについての考え方の歴史と，看護におけるマネジメントの考え方の変遷について学ぶ。

1 マネジメントの考え方の変遷

組織におけるマネジメントの考え方は，歴史的な流れのなかで，おもに**古典的組織論・人間関係論・近代組織論**の 3 つの基本的な考え方に分類することができる。近代組織論の成立以降もさまざまな理論が提唱されているが，ここではそのなかでも看護管理学によく取り入れられている**システム論**について紹介する。

歴史的な組織とマネジメントの考え方の変遷を知ることは，現在の組織やマネジメントがどのように機能しているかを知ることにつながる。

1 古典的組織論

古典的組織論は，ヨーロッパの産業革命を背景に展開されてきた考え方で，19 世紀中期から 20 世紀前期のマックス=ウェーバー Weber, K. E. M. による**官僚制組織**の展開に始まる。

①**官僚制組織**　官僚制組織は，（1）人間は「ルール」に対して服従するものであり，ルールにのっとって仕事を進め，（2）組織は権限にしたがって階層化され，（3）誰がやっても同じ仕事の結果となるように，仕事のやり方が決められ，（4）割りあてられた仕事ができるようになるための専門的な訓練を受け，（5）人事制度を保証する，ことを特徴とする組織である。

このような組織の管理方法に共通するのは，（1）権威の階層化，（2）仕事の分業，（3）仕事の専門職化，（4）人間の能力の訓練と判定，（5）おもに経済的

報酬による労働者の動機づけを行うことであると説明されている。

　②**科学的管理法**　テイラー Taylor, F. W. は 1911 年の『科学的管理法の原理』において，生産性に焦点をあてた組織のあり方を提唱した。この組織論では，人間は経済合理性に基づいて行動し，意思決定をする者（経済人）であるという考え方が基盤となっている。そして，組織においては，官僚制が中心的概念となっている。

　③**管理を構成する機能**　ファヨール Fayol, J. H. は 1916 年の『産業ならびに一般の管理』において，管理を構成する機能は，計画，組織化，指示・命令，統制であると説明している。

　現代日本の行政組織やヘルスケア組織のほとんどが，これらの考えを基盤としてなりたっている。

2 人間関係論

　人間関係論は，メイヨー Mayo, G. E. とレスリスバーガー Roethlisberger, F. J. らが行った**ホーソン実験**から始まった。

　ホーソン実験は，作業環境と仕事の能率の関係を解明するために，温度・環境・騒音などが異なる実際の工場の作業環境で，職人たちの能率がどうかわるかの実験を行ったものである。その結果，職人たちの作業の能率は作業環境にはよらず，意欲や人間関係，非公式集団（◐156 ページ）などが作業の能率に大きく影響することが明らかになった。

　またこれにより，人間は感情によって行動・意思決定を行う者（感情人）であり，人間の作業の能率を高めるには感情へのはたらきかけが重要であるとする人間関係論を前提にした考え方が経営管理に展開されるようになった。マズロー Maslow, A. H. の**欲求五段階説**（欲求段階説），ハーズバーグ Herzberg, F. の**二要因説**（動機づけ―衛生理論），マクレガー McGregor, D. M. の **X 仮説・Y 仮説**などはその代表である（◐161, 162 ページ）。

3 近代組織論

　近代組織論は，組織体を複雑でダイナミックな社会システムとしてとらえ，組織の経営管理に貢献するものには，個人，構造，結果，環境など，さまざまな要因があるとする考え方である。

　近代組織論の論者としては，バーナード Barnard, C. I. とサイモン Simon, H. A. が代表的である。バーナードは，組織を 2 人以上の人々の意識的に調整された活動やシステムであると定義した。また，サイモンは，組織の構成員は意思決定者ないしは問題解決者であり，組織の行動の中心は意思決定のためのプロセスであると説明している。

　近代組織論では，人間は意思決定を行う経営人であるという考え方が基盤となっている。

4 システム論

　システム論は，組織の体制・制度などの構造とその機能を統一的に解明し

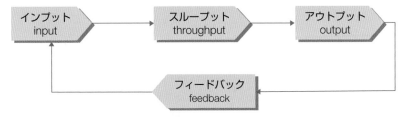

● 図1-4　システムを構成する要素

ようとする理論である。1950年代にベルタランフィ von Bertalanffy, L. らによって提唱された「一般システム理論」が端緒となり，その後さまざまな領域で発展をとげている。

　システムとは，いくつかの部分が1つの統合された総体となるように，相互関係や相互依存しながら整えられているまとまりのことをいう。システム論においてシステムは，①2つ以上の要素からなりたち，②各要素が互いに定められた機能を果たし，③全体としての目的をもち，④単に状態として存在するだけでなく，時間的な流れをもっているものとされる[1]。

　すなわち，1つに組織された多くの要素は全体と必然的な関係をもち，各構成要素はシステムのなかで影響し合う。また，システムの状態は構成要素の状態によって変化をおこすものであると考えられている。

● **システムを構成する要素**　システムを構成する要素には，インプット，スループット[2]，アウトプット，フィードバックの4つがある（● 図1-4）。

（1）**インプット**：環境から受け取るデータや資料，アイディアなど。

（2）**スループット**：インプットからアウトプットまでの過程。インプットを処理したり変換したりすること。

（3）**アウトプット**：インプットを受けて処理することにより導き出された最終結果。

（4）**フィードバック**：システムの再活性化または変化のいずれかを目的とした，アウトプットの分析および解釈。

2　看護におけるマネジメントの考え方の変遷

1　ナイチンゲールの petty management

　看護において，マネジメントに関する最初の記述は，1859年に出版されたフローレンス=ナイチンゲール Nightingale, F. による『**Notes on Nursing（看護覚え書き）**』である。その第3章では「petty management（小管理）」について，次のように述べられている。

1）渡辺茂ほか：システム工学とは何か．p.32，日本放送出版協会，1980.
2）スループットは「プロセス」と表現されることもある。

III. PETTY MANAGEMENT

All the results of good nursing, as detailed in these notes, may be spoiled or utterly negatived by one defect, viz.: in petty management, or, in other words, by not knowing how to manage that what you do when you are there, shall be done when you are not there. The most devoted friend or nurse cannot be always there. Nor is it desirable that she should. And she may give up her health, all her other duties, and yet, for want of a little management, be not one-half so efficient as another who is not one-half so devoted, but who has this art of multiplying herself — that is to say, the patient of the first will not really be so well cared for, as the patient of the second.

(Nightingale, F.: Notes on Nursing. p.20, Harrison and Sons, 1959.)

第 3 章　小管理

　この覚え書きに詳しく述べているような優れた看護の効果もすべて，たった一つの欠陥から，損なわれたり，完全にだいなしになってしまったりすることがあります。すなわち，それはほんのささいな管理上の欠陥で，言い換えれば，あなた方がその場にいるときにしていることを，不在の際にも行われるように計らう術を心得ていない場合のことを指します。非常に献身的な友人や看護婦でも，四六時中その場にいることはできないし，そうすることが望ましいわけでもありません。また，たとえ自分の健康や他の仕事をすべて犠牲にしてみても，この小管理が欠けているために，熱心さはその人の半分以下でも自分の不在の際にもその仕事が行われるように計らえる技術を持った人と比べて，半分の効果も上げられないのです。すなわち前者に世話される患者は，後者に世話される患者に比べて，十分な看護は受けられないだろうということです。

(Nightingale, F. 著，小林章夫ほか訳：看護覚え書．p.34，うぶすな書院，1995.)

　わが国にこの著書が紹介されたのは 1895（明治 28）年であったが，いまあらためて読み返してみても，100 年以上も前に書かれた書物のなかですでにマネジメントの本質が的確に指摘されていることがわかる。

2　看病婦長服務心得書

　一方，わが国で最初の看護のマネジメントについての記述書は『**看病婦長服務心得書**』であり，前述の『Notes on Nursing』がわが国で紹介された翌年の 1896（明治 29）年の文章である[1]。

　このなかに流れる監督，取り締まりの思想は，100 年以上たった現在でも，看護組織のなかでうかがい知ることができる。

1）ただし，現存する資料は 1900（明治 33）年のものであり，本項ではこれを引用している。

看病婦長服務心得書(明治33年11月20日)

看病婦長上官ノ命ヲ承ケ左ノ各項ニ依リ勤務ニ服スヘシ

一. 部下看病婦及雑使婦ヲ監督シ兼テ其行状ヲ監視シ不都合ノ行為アルトキ
　　ハ之ヲ戒諭シ若クハ教室主任又ハ庶務主任ニ申告スヘシ

一. 病室用ノ器具器械類ヲ整理シ其使用方ヲ監視スヘシ

一. 病室用消耗品ノ使用方ニ注意シ無益ノ消費ヲ戒ムヘシ

一. 洗濯品ノ出納ヲ監督シ毀損若クハ員数ノ不足等アルトキハ其事由ヲ糺シ
　　主務ノ職員ニ通知スヘシ

一. 凡テ物品ハ帳簿ヲ備ヘテ其出納ヲ明記スヘシ

一. 病室, 清潔及諸般ノ消毒等ニ注意シ其完全ヲ期スヘシ

一. 病室内ノ温度光線空気等ニ注意シ常ニ適度ヲ保タシムヘシ

一. 在院患者又ハ附添人若クハ見舞人ニシテ医院ノ規則ヲ遵守セサル者アル
　　トキハ之ヲ戒諭シ若クハ医局又ハ事務室ニ通告スヘシ

一. 伝染病患者退院ノ際消毒ノ為メ一時其私有品ヲ預リ置ク旨看病婦ヨリ申
　　出アリタルトキハ其物品ヲ査閲シ預リ書ヲ交付スヘシ但制服制帽ハ医院
　　ヨリ之ヲ貸与ス

一. 常ニ医院内指定ノ場所ニ宿泊スヘシ

(東京大学医学部附属病院看護部看護史委員会:看護のあゆみ. p.42, 東京
大学医学部附属病院看護部, 1991.)

3 GHQ の指導

　1945(昭和20)年, 第二次世界大戦終了後, GHQ/SCAP(連合国軍最高司令官総司令部)の指導のもと, 看護制度の改革が進められた。「**保健婦助産婦看護婦法**」(現在の「保健師助産師看護師法」)の制定や, 旧厚生省医務局看護課の設置なども GHQ の指導による結果である。

　わが国の看護師は, それまで医師の監督のもとに, 事務員や労働者, 清掃作業員, 召使いなどのように扱われていたが, 看護師が看護を提供するうえでは看護組織が必要であること, 看護組織には職位の異なった看護職が存在すること, 職位に応じて異なる役割があることなど, 看護の新しい考え方, 新しい看護管理の考え方が広まっていった。つまり, GHQ の指導により, 看護管理は医師ではなく, 看護師長によって行うという考え方が広がっていったのである。

4 経営の考え方の導入

　経営管理の考え方はどのような組織においても必要であり, 看護組織においても例外ではない。看護を提供するうえでは組織として効率的・効果的に機能することが求められるため, 必然的に, 看護の分野にも経営管理の考え方が応用されるようになっている。

　たとえば, 看護組織は古典的組織論を基盤として職位の階層化と業務の細分化がなされ, ケア提供システムが構築されている。また, そもそも労働環境が整っていなかった看護職の労働においては, 当然, 動機づけが重要で

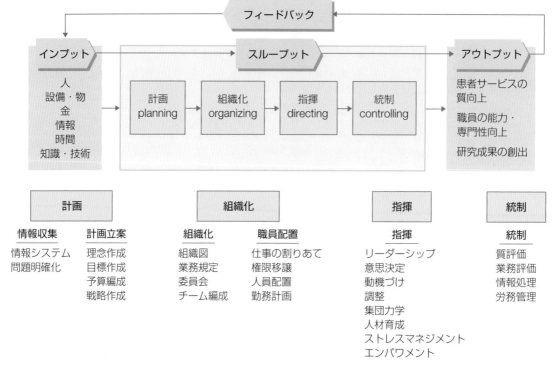

●図1-5　看護マネジメントのプロセス

あった。そして現在では，看護管理の過程はシステム論(●10ページ)により
説明されている。

　システム論に基づけば，看護管理は，①インプットとしての人や情報な
どが，②計画・組織化・指揮・統制といったスループット(プロセス)を経
て，③患者サービスや職員の能力・専門性の向上というアウトプットに影
響を及ぼす。そして，④患者サービスや職員の能力・専門性の向上の結果
はフィードバックされ，インプットやスループットの要素に影響を及ぼすの
である(●図1-5)。

3 これからの看護職に求められるマネジメント

　これまで述べてきたように，わが国における看護管理の歴史は看護職を取
り締まるための管理監督業務から始まっており，看護職を取り締まり，正し，
支配し，規則をまもらせるといった役割が強かった。そのため，看護管理者
の教育は看護師長教育の意味合いが強く，継続教育によって行われてきたこ
とから，個々の看護職にとっては，看護管理は身近なものにならなかった。

　しかし，今日の看護管理を構成する要素には，目の前の対象者に提供する
ケアのマネジメントや，専門職として自立・自律するための看護職自身を対
象としたマネジメントも含まれている。つまり，看護管理は看護職すべてが
身につけておくべき知識・技能であり，看護職として働くその日から業務に
役だてることができるものといえる。

　これらはすべて看護の質を向上させることにつながるものであり，1人ひとりの看護職が看護管理を学び，看護管理の方法を修得することが求められている。

参考文献
1. 飯野春樹編：バーナード経営者の役割(有斐閣新書)．有斐閣，1979.
2. 大月博司ほか：経営学——理論と体系，第2版．同文館出版，1997.
3. 北野利信編：経営学説入門(有斐閣新書)．有斐閣，1977.
4. 工藤秀幸：経営の知識(日経文庫)．日本経済新聞社，1985.
5. 桑田耕太郎・田尾雅夫：組織論(有斐閣アルマ)．有斐閣，1998.
6. 厚生省医務局：国立病院十年のあゆみ．1955.
7. スコット，W. G. ほか著，鈴木幸毅監訳：組織理論——構造・行動分析．八千代出版，1985.
8. 高柳暁・飯野春樹編：経営学2管理論(有斐閣双書)，新版．有斐閣，1992.
9. ハーシィ，P. ほか著，山本成二・山本あづさ訳：入門から応用へ 行動科学の展開——人的資源の活用，新版．生産性出版，2000.
10. ロビンス，S. P. 著，高木晴夫監訳：組織行動のマネジメント——入門から実践へ．ダイヤモンド社，1997.
11. Gillies, D. A. 著，矢野正子監修：看護管理——システムアプローチ．へるす出版，1986.
12. Nightingale, F.: *Notes on Nursing*. Harrison and Sons, 1959.
13. Nightingale, F. 著，小林章夫ほか訳：看護覚え書．うぶすな書院，1995.

第 2 章

看護ケアのマネジメント

本章の目標	□ 看護職の提供する看護ケアのマネジメントについて理解する。
	□ 患者の権利をまもるための概念について理解を深める。
	□ 安全管理のための予防対策について整理し，理解する。
	□ チーム医療について理解し，他職種との連携について，その業務とあわせて理解する。
	□ 看護業務の実践のために必要なマネジメントについて理解する。

　看護ケアのマネジメントとは，対象者が受けるすべてのケアをマネジメントすることである。すなわち，対象者の状態を目標に近づけるために，すべての資源を活用し，看護職のみならず医師や医療関係従事者などの提供するサービスも含めて確認・評価・調整することである。

　看護職は看護ケアの提供を職務とするとともに，提供されるケアの質の調整，展開，評価などに対して責任をもつことも職務としている。責任をもったケアの提供には看護ケアのマネジメントが必要になる。看護基礎教育課程での学習をもとに，提供するケアがつねに適切であるように，また，よりよいものとなるように努めなければならない。

　看護ケアのマネジメントにおいては，とくにその基礎となる看護職としての機能を理解し，対象者の権利の尊重，安全管理，チーム医療を看護業務の実践にいかさなければならない。

A 看護ケアのマネジメントと看護職の機能

1 看護ケアのマネジメントのプロセス

　看護職の提供するケアとは，対象者が健康上かかえている問題に対する援助である。ここでいう「問題」とは，対象者のあるべき姿（目標）と現実のギャップであり，かつ，解決できることがらである。つまり，ケアとは現実を目標に近づけようとする**問題解決** problem-solving の援助である。問題解決のためには，なにが問題なのかを的確にとらえることが重要となる。

　看護ケアの提供の過程は，問題の明確化（情報収集・アセスメント），計画立案，実施，評価，改善という，いわゆる看護過程の展開と同様である。そして，対象者に提供されるさまざまなケアについて，PDCA サイクル（◐145 ページ），すなわち Plan（計画），Do（実行），Check（確認），Action（処置・改善）を繰り返すことである。

　看護職は，その職務において大きく2つの役割を担っている。1つは対象者への看護ケアの提供者としての役割であり，もう1つは対象者に提供されるさまざまなケアをマネジメントする役割である（◐図2-1）。

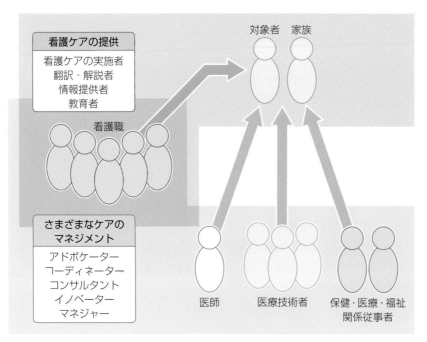

○**図 2-1　看護ケアのマネジメントにおける看護職の機能・役割**

2 看護ケアの提供者としての機能

　看護職は，具体的な看護ケアの実施者として，対象者やその家族に直接接し，対象者のかかえる問題を個別に明らかにするために現状をアセスメントし，目標とする状態に近づけるためにケアの計画・実施・評価などを行う。しかし，ケアの提供が適切になされるためには，看護職によるケアの実施だ

---

plus	**看護ケアのマネジメントと看護過程**

　看護ケアのマネジメントとは，対象者に提供されるべきケアを，対象者ごとに個別にマネジメントすることである。対象者に提供されるべきケアは，看護職が提供するケアだけに限らず，医師はもちろん，医療関係職種や対象者の療養生活にかかわるすべての人々によって提供されるものである。

　一方，看護過程 nursing process という言葉は 1950 年代から用いられており，「組織的で系統的な個別的ケアのための方法」「問題判別と問題解決の過程」「患者の健康状況の位置を決定し，人間のニーズの充足状態の変調として問題を特定し，それらを解決するために計画をたて，計画を開始・実施し，健康の保持増進と問題解決に，計画はどの程度有効であったかを評価するという，順序性があり系統的なやり方」など，数

多くの定義がある[1]。

　ケアのマネジメントと看護過程は，ともに問題解決の過程であることなどの類似した部分があるが，看護過程は「1 人の対象者に対する個別的・系統的な"看護"の過程」という限定的な意味が強調されてきた印象があり，看護過程をマネジメントすることとケア全体をマネジメントすることは，必ずしも同じ意味として解釈されるとは限らないようである。

　本書でも，ケアのマネジメントは「看護過程を含む，対象者に提供されるべきすべてのケアのマネジメント」として扱う。

---

[1] Craven, R. F. ほか著，藤村龍子・中木高夫監訳：基礎看護科学. p.77, 医学書院, 1996.

けでは不十分であり，対象者自身がみずからの健康状態について関心をもち，ケアの提供者とともに健康問題に対応することが不可欠である。

　医療従事者が使用する言葉は，専門用語も多く，その理解のためには，医療の専門的な知識が必要な場合が少なくない。医療従事者は対象者・家族の求める情報をわかりやすく説明する義務をもっているが，対象者がすぐに・すべての情報を正しく理解することができるとは限らない。とくに，医師—患者関係においては，患者やその家族が，医師に対して質問したり，質問を繰り返したりすることに遠慮して，医師に気軽に相談することができない場合もある。

　そのため看護職は，医療従事者の言葉の翻訳・解説者や情報提供者，生活習慣などの改善のための教育者としての機能を担っている。

　①**翻訳・解説者**　対象者の反応や状況を観察しながら対象者の理解度を確認し，必要に応じて説明をつけ加えたりして，対象者自身の正確な理解を促す機能を担う。

　②**情報提供者**　対象者・家族に必要な情報をわかりやすく適切に提供する機能を担う。

　③**教育者**　対象者やその家族が現状を認識し，その後の療養生活を送るために必要な知識・技術などを習得できるように教育を行う機能を担う。

3 提供されるケアをマネジメントする者としての機能

　対象者に提供されるケアをマネジメントするために看護職が担う機能には，以下のようなさまざまな側面がある。

　①**アドボケーター**　アドボケーター（代弁者）は，対象者が医療従事者からの指示のすべてを受け入れることが困難な場合に，対象者の立場にたち，医療従事者の提示する方針と対象者の受け入れ可能な範囲の妥協点をさぐる機能を担う。

　医療従事者から指示される行動を，必ずしも対象者が実施できるとは限らない。アドボケーターの交渉機能がない場合，対象者は，医療従事者には内緒で指示とは異なる行動をとりかねない。ケアは対象者の健康問題の解消を目的とするものであり，そのためには，最初から無理なことをしいるのではなく，少しずつ，続けられることから始め，長期的に関係を保ち，問題解決につなげることが重要である。

　②**コーディネーター**　コーディネーターは，対象者に必要なケアが適切に提供されるように，看護職や他職種の提供するケアの調整を行う。ケアの計画や進捗，その効果などについて，つねに確認し，ケアの促進に貢献する機能である。

　③**コンサルタント**　コンサルタントは，対象者の相談役および，職種間の内外を問わず，ケアの提供者の相談役である。これは対象者に提供されるケアの水準を把握し，それぞれのケアの提供者に情報提供や説明，支援などを行い，全体のケアの水準を維持・向上させる機能である。

　④**イノベーター**　イノベーター(変革者)は，既存の方法，既存の考え方などに固執せず，エビデンスをふまえて，目標に応じて新しい方法・考え方の導入を促進し，そのための調整を行う。通常，すでに浸透・定着している方法を正当に再評価することや，新しい方法を検討・導入することは，多くのエネルギーを必要とする。イノベーターはつねに，現状のままでよいのか，もっとよい方法はないのか，あるとすれば，それを実行するためには，なにをどのようにすればよいのかなどを追究する機能を担う。

　⑤**マネジャー**　対象者にケアを提供するにあたり，資源を効率よく，効果的に活用することも必要である。看護職は，ケアの提供を管理・監督し，財的資源上でも効率的にケアの成果があらわれるように調整を行うマネジャーとしての機能も担う。

B　患者の権利の尊重

　看護ケアの主体は対象者であり，看護職は医療提供者として，患者(医療を受ける対象者)の権利を尊重し，対象者の欲求を満たすケアを提供する必要がある。また，患者がその権利を主体的に行使するためには，インフォームドコンセントが必須である。同時に，患者が自分自身で意思決定ができるよう支援することも重要である。

1　患者の権利

　看護職は医療の提供者である。看護ケアを含め，医療は対象者の健康上のニーズを満たし，問題を解決するためのものである。医療行為には侵襲的なものや苦痛を伴うものも含まれるため，対象者の協力なしには医療は成立しない。医療は，対象者の生命の尊重と個人の尊厳の保持を旨として，医療を提供する者と受ける者の間に十分な信頼関係を保ち，適切に行われなければならないものである。

● **リスボン宣言**　患者の権利に関する宣言として広く知られているのは，1981 年に発表(1995，2005 年修正)された「**リスボン宣言**」である[1]。リスボン宣言では，患者の権利として，① 良質の医療を受ける権利，② 選択の自由の権利，③ 自己決定の権利，④ 意識のない患者に関する原則，⑤ 法的無能力の患者に関する原則，⑥ 患者の意思に反する処置に関する原則，⑦ 情報に対する権利，⑧ 守秘義務に対する権利，⑨ 健康教育を受ける権利，⑩ 尊厳を得る権利，⑪ 宗教的支援を受ける権利，をあげている。

　リスボン宣言のなかでも患者の秘密の保持や個人を特定しうるデータの保護，患者の尊厳とプライバシーをまもる権利などについて言及されているが，

1 ）世界医師会(WMA)著，日本医師会訳：患者の権利に関する WMA リスボン宣言. 2005.（https://www.med.or.jp/doctor/international/wma/lisbon.html）(参照 2023-06-30)

高度情報通信化された社会において，これらはあらためて課題となっている。看護師の守秘義務に関しては「保健師助産師看護師法」（第42条の2）に規定されており，個人情報の取り扱いについては「個人情報の保護に関する法律」に規定がある（●130ページ）。

2　インフォームドコンセント

医療における患者の権利をまもるため，米国で確立された医師と患者の関係に対する法的概念が**インフォームドコンセント** informed consent（IC）である。

インフォームドコンセントは，一般に「十分説明され，情報を与えられたうえでの同意」「医師が十分に情報を提供したうえで患者から同意を得ること」[1]と訳されるが，対象者の選択権・拒否権を含めた十分な情報提供と，それに対する書面による同意契約関係を意味する。

たとえば，患者には，「診療（医療）を受ける権利」があり，医師には「診療（医療）提供の義務」がある。診療が行われると，医師は業務上，患者の秘密情報を知りうることになるが，医師には秘密保持の義務（守秘義務）があり，患者には秘密をまもられる権利がある。このように，「患者の権利」と「医師の義務」は対応し，この契約関係に対応する概念がインフォームドコンセントである（●図2-2）。

わが国においては，「医療法」（第1条の4第2項）で「医療の担い手は，医療を提供するにあたり，適切な説明を行い，医療を受ける者の理解を得るよう努めなければならない」との努力義務規定が示されているが，「適切な説明」と「対象の選択権を含めた十分な情報提供」には，いまだ改善の余地がある。

●**インフォームドコンセントの前提条件**　インフォームドコンセントには前提条件がある。まず，対象者が選択権・拒否権を行使する判断能力をもっていることである。医療の対象者のもつ能力は必ずしも一定ではなく，対象者自身が判断能力をもっていない場合，その代理として意思決定できる代理者が必要である。そのうえで，対象者が選択権・拒否権を行使できるように，医療行為に関して自由に質問できることを十分に説明する必要がある。

インフォームドコンセントは，医療者の自己満足や自己防衛のためにあるのではない。医療者の一方的な説明だけでは，インフォームドコンセントとはいえないものである。

●**インフォームドコンセントの類似概念**　近年ではインフォームドコンセントの類似概念として，対象者が治療やケアの方法についてみずからの意思で選んだり，決定したりすることを示す，**インフォームドチョイス** informed choice や**インフォームドディシジョン** informed decision が用いられている。

1）寺本松野ほか：IC——自己決定を支える看護．p.149，日本看護協会出版会，1994.

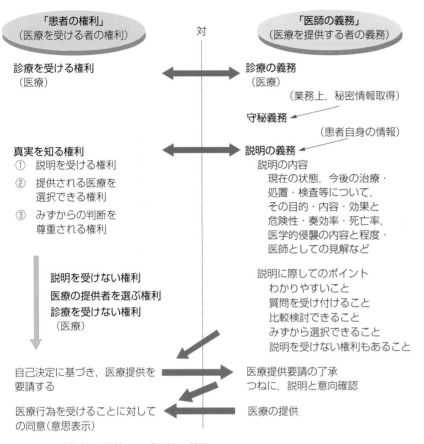

「患者の権利」
（医療を受ける者の権利）

対

「医師の義務」
（医療を提供する者の義務）

診療を受ける権利
（医療）

⟷

診療の義務
（医療）

（業務上，秘密情報取得）

守秘義務 ←

（患者自身の情報）

真実を知る権利
① 説明を受ける権利
② 提供される医療を
　選択できる権利
③ みずからの判断を
　尊重される権利

⟷

説明の義務 ←
　説明の内容
　　現在の状態，今後の治療・
　　処置・検査等について，
　　その目的・内容・効果と
　　危険性・奏効率・死亡率，
　　医学的侵襲の内容と程度・
　　医師としての見解など

説明を受けない権利
医療の提供者を選ぶ権利
診療を受けない権利
　（医療）

説明に際してのポイント
　わかりやすいこと
　質問を受け付けること
　比較検討できること
　みずから選択できること
　説明を受けない権利もあること

自己決定に基づき，医療提供を
要請する

医療提供要請の了承
つねに，説明と意向確認

医療行為を受けることに対して
の同意（意思表示）

医療の提供

▶図 2-2　「患者の権利」と「医師の義務」

（星野一正：インフォームド・コンセント――日本に馴染む六つの提言．p.53，丸善，1997 による，
一部改変）

患者に前もって話しておくべきインフォームド・コンセントの前提条件
1) 代理意思決定者：知的精神的判断能力のある成人患者 competent adult
　patient 以外には，代理意思決定 proxy consent をするために選ばれた代理
　者にインフォームド・コンセントについて説明する。
2) 患者から医師への質問の自由：医師がそれぞれの患者にわかるようにと説
　明した場合でも，質問は自由で，医師の説明を患者が理解し納得できるま
　で繰り返し質問してさしつかえない。
3) 患者が同意した医療の実施上の責任：患者がインフォームド・コンセント
　の説明のあとで，特定の医学的侵襲を伴う医療行為を自分にすることに同
　意した場合でも，その医療行為の実施上の責任は，実施した医師にあり，
　同意したからといって患者にその責任を転嫁することは許されない。
4) 患者の選択権と同意拒否権：医師が説明した診療行為の選択肢の中に同意
　したい選択肢のない場合には，法律で許す範囲内で同意拒否権があるので，
　患者はいずれの選択肢にも同意しなくてもよく，同意を拒否して診療を受
　けない場合におこりうる医学的な結末について説明を受ける権利がある。
5) 患者の同意撤回権：患者が医師にある特定の医療行為（服薬・注射・その
　他）について同意を与えたあとでも，患者の考えがかわった場合には，同
　意を撤回したり，変更を求める権利があり，同意した医療が開始前なら中

止，開始後でも中止が可能な場合には中止してもらう権利がある。そのような場合でも，医師は患者との人間関係を悪化させてはならないことになっている。

6) 患者の診療拒否権：患者は，医師の治療行為に満足しなければ，診療の継続を拒否する権利がある。前項の「患者の同意撤回権」の場合と同一の結果となる。

7) 医師を選ぶ患者の権利：患者には医師を選ぶ権利があり，また，病院を選ぶ権利もある。診療担当の医師の治療行為に満足しない場合には，医師をかえてもらう権利もある。

8) 患者の医療の選択権の制限：患者は，医師が説明した選択肢の中から選択する権利があるのであって，説明されなかった医療行為を医師に要求しても，医師が承諾しないかぎり強制することはできない。やむをえない場合には，「転院のすすめ」も選択肢の1つとなりうる。たとえば，患者が人工妊娠中絶を希望しても，医師が宗教上の理由などで，してあげられないとことわられた場合に，患者は医師に強制することはできない。もし患者がどうしても人工妊娠中絶を希望するならば，医師をかえるほかはない。この場合，医師が自分の説明した選択肢のなかの医療行為を拒否したわけではないから，医師による診療の拒否にはあたらない。

9) 真実を知る権利を持つ患者は，その権利を放棄する自己決定権もある。真実を知る権利を放棄した患者には，説明を受けず放っておいてもらいたいプライバシー権があるので，インフォームド・コンセントで説明したりすることは，患者の自己決定権の侵害であり，プライバシー権の侵害となる。それゆえ，真実を知りたい意思のある患者にのみ説明するのが原則である。

（星野一正：インフォームド・コンセント——日本に馴染む六つの提言.
　p.48，丸善，1997）

3　意思決定の支援

　患者の権利やインフォームドコンセントにおいて，患者の**自己決定**の重要性が示されている。しかし，患者にとっては，ある日，急に診断名を告げられ，いろいろな説明をされても，その場ですべてを理解して意思決定できることばかりとは限らない。また，本人が十分な意思決定ができない状況もあり，本人の意思が不明の場合は，その家族が重大な決断をしなければならないことが生じる。このような状況では，**意思決定**もしくは**代理意思決定**の支援が必要となる。

　たとえば，悪性腫瘍の診断を告げられたときや，認知症を発症したとき，終末期を考えるとき，どのように意思決定していくのか❶。多くの場合，ひとりで簡単に意思決定できるものではなく，周囲の状況などによってもかわる。また，一度決定しても迷い，揺らぎ，状況の変化に応じて気持ちが変化することもある。

　看護職は対象者のアドボケーターとしての役割を担い，対象者とその家族，関係する医療従事者などを交えて合意形成を支援することも忘れてはならない❷。

C 安全管理

　安全管理 safety management（セーフティマネジメント）とは，安全を確保するためのシステムづくりや，計画，実行，評価などを行うことである。看護ケアにおいては，サービスの提供に際して安全を確保するために行うマネジメントをさす。安全管理はすべての看護職にとって重要な責務であり，1人ひとりの看護職が安全管理にかかわる。看護職としての安全管理は，医療事故対策，感染予防対策，災害の予防と対応が基本である。

1 安全管理のしくみ

● **ケアの提供における安全管理**　看護ケアの目的は，対象者によりよい療養生活を提供することである。看護ケアの対象者は，健康上になんらかの問題をかかえる，いわばハイリスクな状態であり，対象者の安全の確保は，よりよい療養生活を提供するうえでの前提条件である。必然的に，対象者の安全確保のための安全管理を行うことは，看護職のケアの提供における職務となる。ケアの提供における安全とは，対象者の療養生活上さらされる危険を回避し，適切な医療の提供を行うことである。

● **看護業務上の事故の例**　看護業務上の事故には，転倒や転落，誤嚥・誤飲などの療養上の世話に関すること，内服与薬や注射，機器類操作・モニターに関すること，検査に関すること，医師の指示に基づく業務や患者観察，病態の評価に関すること，情報の記録や医師への連絡に関すること，観察・情報に関すること，設備・備品・環境に関することなどがある（●表2-1）。

● **表2-1　異常・事故の要因と対応**

対象の非常（異常・事故）		原因・要因	対策・対応
療養に関するもの	転倒・転落・外傷 誤嚥・誤飲 自殺，自傷 無断離院・外泊・外出に関すること	【人的要因】 看護職の技術不足 看護職の観察不足 看護職の不注意 看護職の判断ミス 　（対象の身体的能力低下） 対象者の不注意	手技基準（マニュアル）づくりと活用 技術教育 ・未修得技術 ・未熟練技術
診療に関するもの	指示受け業務 検査に関すること 薬物療法に関すること 機器類操作・モニターに関すること	【物的要因】 欠陥品 類似品 数量的ミス	判断基準（マニュアル）づくりと活用・再評価 物品管理 ・種目
情報の入手・伝達	患者観察，病態の評価に関すること 情報の記録，医師への連絡に関すること	【環境要因】 人間工学的な不合理 【管理要因】 不適切な報告・連絡・相談 報告・連絡・相談の不備・不足・欠如	・量 ・使用期限 環境評価と整備
その他	災害，犯罪	火災，地震，その他	

1　安全管理のプロセス

● **危険の予防と発生時の対応**　安全確保のためには，ケアの提供に際して，発生する前に危険(事態)を想定すること，危険を予知すること，予防することが必要である。また，危険が発生してしまったあとは，その状態を確認し，それ以上危険を拡大させないこと，原因を追究し，対処すること，そして，以上のような一連の安全管理のプロセスを決定し，定期的に見直すことが必要である(●図 2-3)。つまり，安全管理に必要なのは，危険がおこる前の予防と，やむをえずおこってしまった場合の対応である。

「人は間違いをおかすもの」であり，「絶対に間違えない」ことはありえない。このことを前提に，できうる限りの事故や間違いを想定し，その把握・分析・回避のためのシステムを構築することが重要である。

● **事故の報告と分析**　これらの事故の発生原因や要因を整理し，それぞれへの対応を準備するとともに，報告の経路を明確にし，口頭および文書によるすみやかな報告を徹底することが重要である。

事故発生の際は，当事者もしくは第一発見者が，その勤務帯の責任者，看護師長もしくは管理看護師長，主治医もしくは担当医に報告する。多くの場合，現場においては，報告と同時に対処が必要となるため，報告は，まず口頭で行われることが多いが，すみやかに記録し，文書とすることが必要である。その後，看護部長，担当診療部長，事務部長，病院長など，また，医療安全管理者(●28 ページ)や安全対策委員会などが設置されている場合は，その各組織へと報告が行われる(●図 2-4)。

事故報告書は，その内容について調査・分析したうえで，事故の再発防止に役だてられる(●31 ページ)。

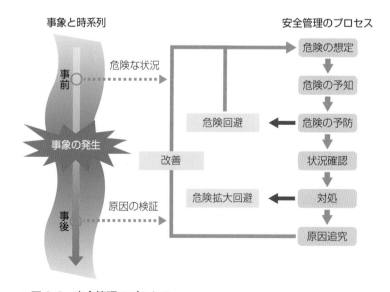

●**図 2-3　安全管理のプロセス**

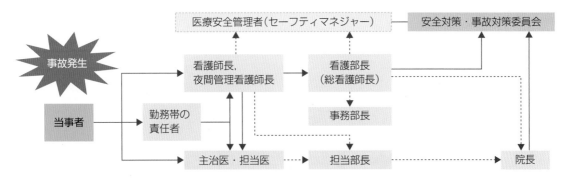

◎**図 2-4　事故発生時の報告経路**

2 安全管理のシステム

● **安全管理システムの設計・整備**　安全管理は，組織のシステムとして設計することが必要である。医療提供の場では，予期が可能か不可能かにかかわらず，変化や異常への対応が必要となる。変化への対応，異常への対応，事故への対応など，ふだんから事後の対応のシステムを整備しておくことも安全管理の一部である。

　システムの設計に際しては，① リーダーシップの構築，② 人間がもつ限界に配慮したシステム設計，③ 有効なチーム機能の強化，④ 不測の事態への対応，⑤ 学習環境の創設，の 5 項目を基本として設計する。

● **医療・看護に伴いうる危険**　医療行為には危険がつきまとう。看護師は医療の担い手であり，その職務において，対象者に危害を及ぼす可能性をもっている。看護師は，これを意識し，適切でよりよい医療の担い手となるようにしなければならない。そのためには，つねに，自分や周囲の判断や行動に注意をはらい，安全で確実な行為をする必要がある。

　看護を行ううえで最低限必要なのは，対象者に新たな危害を加えないことである。新たな危害とは，療養環境での事故であり，誤薬・感染・転倒などにより，新たな健康問題をおこしたり増悪させたりすることである。同時に，医療従事者自身も危険にさらされる可能性が高いことを認識する必要がある。

● **安全管理体制のポイント**　2001（平成 13）年，厚生労働省が所管する医療安全対策検討会議ヒューマンエラー部会は，医療の提供方法の特徴や医療機関の組織体制等をふまえて，重要なポイントとして 6 分野をあげた。そして，とくに重要なものとして，① 安全文化，② 対話と患者参加，③ 問題解決型アプローチ，④ 規則と手順，⑤ 職員間のコミュニケーション，⑥ 危険の予測と合理的な確認，⑦ 自己の健康管理，⑧ 技術の活用と工夫，⑨ 与薬，⑩ 環境整備，の 10 項目をあげ，全体の構成をまとめた（◎図 2-5）。

　また，患者の安全のためには，組織のシステムを整えるだけではなく，患者にも自分自身の安全のために主体的にかかわってもらうことが大切である。

3 安全文化

　安全文化 safety culture は，安全にかかわる組織文化（◎157 ページ）であり，

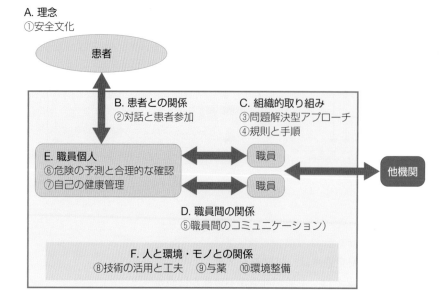

A. 理念
①安全文化

患者

B. 患者との関係
②対話と患者参加

C. 組織的取り組み
③問題解決型アプローチ
④規則と手順

E. 職員個人
⑥危険の予測と合理的な確認
⑦自己の健康管理

職員

職員

他機関

D. 職員間の関係
⑤職員間のコミュニケーション）

F. 人と環境・モノとの関係
⑧技術の活用と工夫　⑨与薬　⑩環境整備

▷**図2-5　医療における安全管理のための構成要素**
（厚生労働省医政局医療安全対策検討会議ヒューマンエラー部会：安全な医療を提供するための10の要点. 2001による，一部改変）

安全の重要性に関する組織の共通認識や行動，価値である。

　英国のヒューマンエラー研究の第一人者であるリーズン Reason, J. は，安全文化の4つの要素として，報告する文化 reporting culture，正義の文化 just culture，柔軟な文化 flexible culture，学習する文化 leaning culture をあげている[1]。

　また，WHO患者安全カリキュラムガイドでは，患者安全の文化 patient safety culture として，(1)現場のスタッフ，医師，管理者を含む医療従事者の全員が自身や同僚，患者，訪問者の安全に対する責任を受け入れる文化，(2)財政上ないし経営上の目標よりも安全性を優先させる文化，(3)安全に関する事項の特定，伝達，解決を促し，それを正当に評価する文化，(4)事故を教訓として体系的な学習を行う文化，(5)適切な資源と構造を提供し，十分な説明責任を果たすことで安全のための有効なシステムを維持する文化，があげられている[2]。

4　医療安全管理者

　安全管理を徹底するために必要なのは，個々人の努力はもちろん，組織のシステムとしての安全管理への取り組みである。この取り組みの要（かなめ）として機能するのが**医療安全管理者**である。医療安全管理者は組織内ではセーフティマネジャーとよばれることも多く，安全管理のためのシステムづくり，職員への教育・研修，事故発生時の対応，再発防止などに努め，組織の安全

1）Reason, J.: *Managing the risks of organizational accidents.* Ashgate, 1997.
2）WHO著，東京医科大学医学教育学・医療安全管理学訳：WHO患者安全カリキュラムガイド多職種版 2011. p.81，2013.

▶表 2-2　医療安全管理者の業務

(1) 安全管理体制の構築
(2) 医療安全に関する職員への教育・研修の実施
(3) 医療事故を防止するための情報収集，分析，対策立案，フィードバック，評価
(4) 医療事故への対応
(5) 安全文化の醸成

(厚生労働省 医療安全対策検討会議 医療安全管理者の質の向上に関する検討作業部会：医療安全管理者の業務指針および養成のための研修プログラム作成指針. 2007)

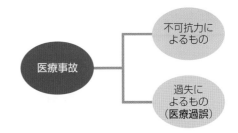

▶図 2-6　医療事故とその原因

文化の醸成に努める（▶表 2-2）。

2　医療事故対策

1　医療事故

医療にかかわる場所で，医療行為や医療設備・機器およびシステムにより，なんらかの有害な結果が発生した場合を総称して**医療事故**とよぶ。医療事故は不可抗力によるものと過失によるものに分けられ，過失によるものを**医療過誤**[1]という（▶図 2-6）。この過失の内容には，してはならないことをしたものと，するべきことをしなかったものがある[2]。

事故は**アクシデント** accident ともよばれ，有害な結果の前段階で，事故につながる可能性があるできごとは**インシデント** incident とよばれることが多い。

安全工学における人の誤り全般をさす言葉として**エラー** error がある。これは「ミス」や「失敗」とほぼ同義である。

たとえば，対象者に薬物を間違えて投与したり，予想をこえた副作用がおこったりした場合などはアクシデントであり，誤った薬剤を準備したものの，対象者に投与する直前でとめることができた場合などはインシデントである。あるいは，対象者が転倒し骨折した場合，原因が対象者にあっても医療従事者にあっても，その原因を問わずアクシデントであり，転倒はしたものの，外傷がなく，それ以上問題がおきなければインシデントである。

人は誰でも間違い（エラー）をおこすことがある。しかし，看護職はその職務上，エラーを未然に防ぐこと，事態の悪化を最小限にとどめることが要請されている。

事故を未然に防ぐためには，安全管理のプロセスを徹底することが有効である。対象者にケアを提供するまでの過程で何度も繰り返し確認作業を行い，エラーを回避すること，エラーをおこしてもインシデントにとどめること，インシデントをおこしても，アクシデントにならないようにすることが重要である（▶図 2-7）。予期せぬ患者の急変など，どうしても回避することができないこともあるが，その場合も事後対処を適切・的確に行うことが重要となる。

──NOTE

❶医療過誤
　対象者に有害な結果の発生に医療従事者がかかわっており，人為的に回避することが可能であったものをさす。刑事告発や賠償責任を問われる医療上の誤った，あるいは過剰な行為である。
❷「してはならないことをしたもの」とは，注意を怠ったことにより，予見できる被害を発生させたもので，「するべきことをしなかったもの」とは，被害が回避可能であるにもかかわらず，回避するための行為を怠ったものといえる。

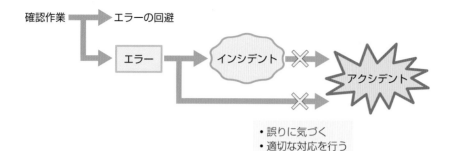

◎図2-7　事故の防止

2　事前の対処

　事故を未然に防ぐには，なによりもシステムの充実が必要である。医療の現場で発生する事故は，時間・場所・対象者が変化しても，類似点がある場合が多い。1つのインシデントを全体で共有し，医療従事者それぞれが互いに協力することで，アクシデントになる前にとどめることも可能になる。

　インシデントがおきた場合は，当事者が恥だと感じて隠したり，マイナスの評価を受けるのではないかと萎縮したりすることがなく，インシデントを繰り返さないためにどうしたらよいかを考える材料として活用することが重要である。そのためには，ふだんから組織内にそのような文化が共有されていることが大切である。

3　発生後の対処

　いかに事故防止のためのシステムを充実させようとも，事故はおきてしまう。発生後の対処としては，その状態を確認し，それ以上危険を拡大させないこと，さらに，原因を追究することが求められる。

　臨床では，看護職が事故の第一発見者・第一対応者となることが多いため，具体的にどのように行動すればよいのかを理解し，訓練することが必要である。

　たとえば，患者の状態の変化を発見したら，まずはその場でバイタルサインをチェックし，緊急時の対処を行う。同時に同僚などの応援を呼び，医師への連絡・報告，対応の要請，急変時の対応のために必要な物品の準備，家族への連絡などを行う。医師到着後は，医師の指示に従って医療処置が行われる。家族への対応，ほかの患者への対応，管理者への報告，そのほか状況に応じていくつもの対応が求められる。

　緊急時に必要となる対応の1つひとつは，どれも日常のケアと同じである。異なるのは，予期していない事態の発生が対応する者の平常心を失わせ，ふだんならばできることでも，適切に行うことがむずかしくなる。また，いろいろな状況を瞬時に把握し，短時間で意思決定をして対応することを求められるが，実際には適切な対応ができない場合も少なくない。

　いざというときに行動できるためには，ふだんからの訓練が重要である。

4　事故の報告と事故防止への活用

　通常ではないできごとがおこったとき，その状況の報告とその後の対処・対策を策定するために，事故に関する報告書が作成される（◖図2-8,9）。報告される事故のレベルは各組織で定められ，一般に，そのできごとの重大さや影響の大きさによって区分される（◖表2-3）。患者への影響レベルが小さいものを「**インシデント**」，大きいものを「**アクシデント**」と分類し，それぞれの報告書は**インシデントレポート**，**アクシデントレポート**と区別される

Unusual Occurrence Report
通常でない出来事報告用紙

外部名－医療記録ではない

発生日	時刻	当事者 □患者　□来訪者

発生現場

入院または来訪理由

患者/来訪者の状態（該当するものすべてにチェック）
□興奮している　□混乱している　□無反応
□意識清明　　　□見当識あり　　□落ち着いている

出来事の性質（該当するものすべてにチェック）

タイプⅠ　転倒/転落

□観察した
□報告された
□病室
□廊下
□トイレ
□歩行中
□床で発見
□離床中
□ストレッチャーから
□介護用椅子から
□椅子から
□座椅子から
□排尿
□水もれ
□コードにつまずいた
□その他
　＿＿＿＿＿＿

歩行許可
　□制限あり　□制限なし
ベッド柵
　□1 up　　□4 up
　□2 up　　□N/A
　□3 up
床の状態
（ぬれている/障害物がある）
　□Yes　　□No
制限の指示
　□Yes　　□No
内容：
スタッフの見まもり
　□Yes　　□No
患者の負傷
　□Yes　　□No
照度
　□陽光あり　□照明あり
　　　　　　　□照明なし
転落時の防止策
　□Yes　　□No

タイプⅡ　苦情など
□病院への苦情　　　　□虐待
□医師への苦情　　　　□その他 ＿＿＿
□精神的なこと

タイプⅢ　財産の紛失/損傷
□患者の持ち物 ＿＿＿＿　□職員の持ち物 ＿＿＿
□病院の持ち物 ＿＿＿＿
　　　　　　　　　　　　□火災

タイプⅣ　設備の故障
□患者の負傷
　□Yes ＿＿＿　□No ＿＿＿
□傷の種類（具体的に）＿＿＿＿
□機器の番号 ＿＿＿＿　□故障/不備
□製作者（メーカー）＿＿＿

タイプⅤ　その他
□擦過傷　　　　　　□褥瘡
□熱傷　　　　　　　　□外来
□裂傷　　　　　　　　□在宅
□爪などをはさんだ　　□介護施設
□その他 ＿＿＿＿　　□入院中

事故の概要				報告を受けた人/部門			
		Yes	No	N/A	名前	日付	時刻
	1.看護管理者	□	□	□			
	2.医師	□	□	□			
	3.家族	□	□	□			
	4.警備	□	□	□			
	5.看護部	□	□	□			
	6.用度課	□	□	□			
	7.施設課	□	□	□			
本件を詳細に知る人	8.その他	□	□	□			
氏名（役職名）　　　電話番号	9.医療安全管理者	□	□	□			

	（楷書で）	氏名	役職	日付
報告準備者				
点検者				
部門長/ナースマネジャー				

注意!!
迅速な行動を必要とする
どのような出来事も適切な人に即座に報告されなければならない
1枚目の白い用紙は医療安全管理者へ　2枚目の黄色い用紙は看護部へ至急！

至急!!
レポートは24時間以内に医療安全管理者へ

◖**図2-8　事故報告書の例①**
（「看護管理」編集室編：リスクマネジメント読本（別冊看護管理）．p.82，医学書院，2001による，一部改変）

ヒヤリ・ハット／事故　事例報告フォーマット

事例 ID				
発生年	発生月	発生曜日	発生時間帯	
年	月	曜日	時　分 〜　時　分	
患者の性別		患者の年齢	患者の数	
□男　　□女　　□複数		歳	人	

事例の概要	発生場面			事例の内容
□処方・与薬 □ドレーン・チューブ類の 　使用・管理 □医療機器の使用・管理 □輸血 □療養上の世話	□オーダー・指示出し　□情報伝達過程　□与薬準備　□処方・与薬　□調剤・製剤管理等 □輸血　□手術　□麻酔　□出産・人工流産　□その他の治療　□処置　□診察 □医療用具(機器)の使用・管理　□ドレーン・チューブ類の使用・管理 □歯科医療用具(機器)・材料の使用・管理　□検査　□療養上の世話　□給食・栄養 □その他の療養生活の場面　□物品搬送　□放射線管理　□診療情報管理 □患者・家族への説明　□施設・設備　□その他　□上記以外			

影響度	発生場所(複数回答可)		直前の患者の状態(複数回答可)	
□実施前発見:患者への影 　響は小さい(処置不要) □実施前発見:患者への影 　響は中等度(処置必要) □実施前発見:患者への影響 　は大きい(生命に影響しうる) □間違いが実施されたが, 　患者に影響がなかった □不明　□その他	□外来診察室　□外来待合室　□外来その他の場所　□救急処置室 □ナースステーション　□病室　□処置室　□浴室 □病棟のその他の場所　□手術室　□分娩室　□ICU　□CCU □NICU　□その他の集中治療室　□検査室　□機能訓練室 □IVR 治療室　□放射線撮影室・検査室　□核医学検査室 □放射線治療室　□透析室　□薬局・輸血部 □栄養管理室・調理室　□トイレ　□廊下　□階段　□不明 □その他の場所(院内)　□その他の場所(院外)		□意識障害　□視覚障害　□聴覚障害 □構音障害　□精神障害　□認知症・健忘 □上肢障害　□下肢障害　□歩行障害 □床上安静　□睡眠中　□せん妄状態 □薬剤の影響下　□麻酔中・麻酔前後 □障害なし　□不明　□その他	

疾患名				

当事者	職種経験	当事者部署配属期間	
人	年	年	

当事者職種	当事者以外の関連職種(複数回答可)	発見者
□医師　□歯科医師　□助産師　□看護師　□准看護師 □看護助手　□薬剤師　□管理栄養士　□栄養士 □調理師・調理従事者　□診療放射線技師　□臨床検査技師 □衛生検査技師　□理学療法士(PT)　□作業療法士(OT) □言語聴覚士(ST)　□歯科衛生士　□歯科技工士 □視能訓練士　□精神保健福祉士　□臨床心理士 □社会福祉士　□介護福祉士　□臨床工学技士 □児童指導員・保育士　□事務職員　□不明　□その他	□医師　□歯科医師　□助産師　□看護師　□准看護師 □看護助手　□薬剤師　□管理栄養士　□栄養士 □調理師・調理従事者　□診療放射線技師　□臨床検査技師 □衛生検査技師　□理学療法士(PT)　□作業療法士(OT) □言語聴覚士(ST)　□歯科衛生士　□歯科技工士 □視能訓練士　□精神保健福祉士　□臨床心理士 □社会福祉士　□介護福祉士　□臨床工学技士 □児童指導員・保育士　□事務職員　□不明　□その他	□当事者本人 □同職種者 □他職種者 □患者本人 □家族・付き添い □他患者 □不明　□その他

医療材料・諸物品等	発生要因(複数回答可)	事例概要
【販売名】 【製造販売業者】 【購入年月】	□確認　□観察　□判断　□知識　□技術(手技) □報告等　□身体的条件　□心理的条件 □システム　□連携　□記録等の記載 □患者の外見(容姿・年齢)・姓名の類似 □勤務状況　□環境 □医療・歯科医療用具(機器)・器具・医療材料 □薬剤　□諸物品　□施設・設備　□教育・訓練 □患者・家族への説明　□その他	【事例の内容】 【事例の背景要因の概要】 【改善策】

⬤図 2-9　事故報告書の例②
(日本医療機能評価機構:医療事故情報収集等事業の入力項目を参考に作成)

⬤表 2-3　事故報告書の区分の例

影響レベル	内容
レベル 0	誤った行為が発生したが,患者には実施されなかった。(実施されていたら,影響を与えた可能性があった。)
レベル 1	誤った行為が実施されたが,結果として患者に影響はなかった
レベル 2	誤った行為の実施により,患者に影響を与えた,またはなんらかの影響を与えた可能性のあるため,観察を強化,または検査の必要が生じた。
レベル 3a	本来必要でなかった簡単な治療や処置が必要となった。
レベル 3b	本来必要でなかった濃厚な治療や処置が必要となった。
レベル 4	障害や後遺症が残った。
レベル 5	死亡した。

こともある。また，インシデントレポートは，仕事をしていて「ヒヤリ」としたり「ハッ」としたりしたこととして，**ヒヤリ・ハット報告**とよぶこともある。これらの区分は，組織によって基準が異なる場合がある。いずれも，事実の確認，当事者も含めた組織全体への注意喚起，安全管理のシステムの再構築などのために活用することができ，次に事故をおこさないための防御策のひとつとなる。

● **事故報告書の目的**　事故報告書の目的は，よいサービスの提供を目ざした，事故の状況の報告と原因の究明，対策検討である。つまり，どのようなできごとがおこったのか，おこりやすいのか，システムの問題点はどこか，どのようにすれば回避できるのかなどの検討を行い，新たに事故をおこさないように対処するために用いられるものである。

　事故報告書は，個人に対する責任追及や当事者等の処罰のために用いられるものではない。事故報告書の作成者は，事実を正確に記入し，そしてすみやかに報告することが重要である。

● **事故報告書の分析と活用**　事故報告書は，分析と活用のために，報告・分析・改善策の検討（立案）・実施・評価を行う。そして，組織全体で共有し，再発防止に取り組む。●図2-10は事故報告書の提出と分析・活用のための流れの例である。こうした流れは，組織によって異なるため，各組織の基準

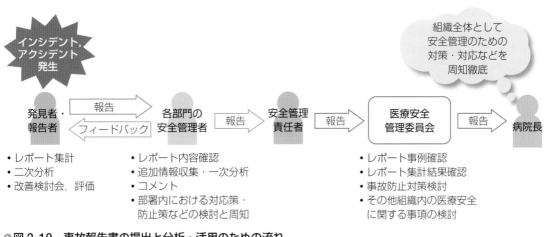

●図2-10　事故報告書の提出と分析・活用のための流れ

---

plus	法で定められた医療事故発生時の報告

　病院等の管理者は，医療事故が発生した場合には，遅滞なく，当該医療事故の日時，場所および状況などを医療事故調査・支援センターに報告しなければならないことになっている（「医療法」第6条の10）。この場合の医療事故は，医療に起因し，または起因すると疑われる死亡または死産であって，管理者が予期し

なかったものに限定されている。そして，このような医療事故が発生した場合は，病院等の管理者は「医療事故調査」を行う義務があり（「医療法」第6条の11），その結果を遺族および「医療事故調査・支援センター」に報告する義務がある。

にのっとる必要がある。

5　対象者の安全確保

　対象者の安全を確保するためには，まず医療行為の安全確保として対象者の確認（誤認予防）と薬物療法の安全確保（誤薬予防）があり，療養生活の安全確保として転倒・転落予防などがある。安全確保はこれらが基本となる。

▐ 対象者の確認

　適切な医療を提供する前提として，対象者に間違いがないことが不可欠である。対象者の誤認は不適切な医療行為の提供につながり，生命の危険をまねく可能性がある。

　当然のことではあるが，おおぜいの対象者をかかえる医療提供の場では，同姓・同名者が同時に存在することも少なくない。また，対象者の状態によっては，本人から確認できない場合もある。患者識別バンドの着用などは，対象者の誤認予防の方策のひとつである（●図2-11-a，b）。ケア提供の際には，対象者の姓名・性別・患者番号など，本人を特定できる複数の情報を必ず確認することが推奨されている。

▐ 薬物療法の安全確保

　医療提供の現場においては，薬物が頻繁に取り扱われる。薬物は適切に使用されなければ人体に危害を及ぼすため，その取り扱いにはつねに細心の注意が必要である。

　薬物療法の指示（投薬指示）は，医師が，患者の氏名・患者番号（患者を特定するもの），薬物の名称・投与日時・投与量・投与回数・投与方法を明記し，指示日時，医師の署名を記載して行われる。看護職は医師の指示どおりに，本人であることを確認した患者に，処方された薬物を，適量・適時に適切な方法で与薬し，指差しでその確認を行う（●図2-11）。

　与薬業務の事故防止の基本は，確認を怠らないことである。基本的には「6R」❶と「3回確認」などといわれるが，この確認を確実に，徹底して行うことが薬物療法の安全確保の方策のひとつである。

▐ 転倒・転落の予防

　とくに高齢の対象者などは，入院による急激な環境の変化によって，一時

───── NOTE
❶ 6R
　与薬時の原則として，次の6つのRを確認する。
①正しい患者 Right patient
②正しい薬剤 Right drug
③正しい目的 Right purpose
④正しい用量 Right dose
⑤正しい経路 Right route
⑥正しい時間 Right time

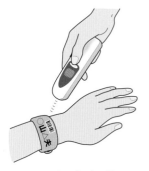

a. ネームバンド

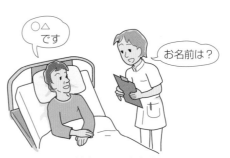

b. 姓名による本人確認

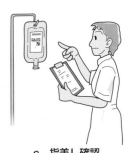

c. 指差し確認

●図2-11　対象者の確認と薬物療法の安全確保

的な混乱をおこして不穏行動を示すことがある。そのため，看護職は対象者の療養上の危険性を最小限にするための配慮を行う必要がある。

　療養生活の安全確保の第一段階として，転倒・転落アセスメントがよく行われている（◉表2-4）。しかし，とくにベッドからの転落や，ベッドまわりやトイレなどでの転倒の場合，患者自身の動作がきっかけとなって事故が発生するため，看護職による頻繁な訪室やアセスメントの見直しといった手段（人的対策）では，発生を抑制するのに限界がある。そこで，これらと同時に適切な療養環境を整えること（物的対策）により，事故を未然に防ぎ（発生予防対策），不幸にして発生した場合でも利用者の受傷を最小限に抑えるための方策（傷害予防対策）をたてる必要がある。

　発生予防対策としては，ベッドに手すりをつける，ベッドまわりに移動の障害となる物を置かない，などがあり，傷害予防対策としては，ベッドの高さを低くする，衝撃吸収マットを設置する，などがある（◉図2-12）。

◉表2-4　転倒・転落アセスメントスコア

分類	項目	スコア	入院日 /	/	/	/
年齢	70歳以上	1				
転倒経験	転倒・転落したことがある	1				
活動領域	足腰の弱り，筋力の低下がある	2				
	車椅子・杖・歩行器を使用している					
	ふらつきがある（バランスをくずしやすい）					
認識力	不穏行動がある	3				
	自立心が強い					
	理解力・記憶力の低下がある					
	なんでもできると自分を過大評価する					
排泄	排泄時の見まもりが必要	2				
	排泄介助が必要					
	夜間トイレに行く					
薬剤使用	麻薬	5				
	抗うつ薬	4				
	浣腸・緩下剤	3				
	睡眠安定薬（抗不安薬）	1				
	降圧利尿薬	1				
環境	転室・転棟した	4				
	点滴・酸素吸入をしている	2				
危険度Ⅰ（0〜4点）転倒・転落をおこす可能性がある 危険度Ⅱ（5〜15点）転倒・転落をおこしやすい 危険度Ⅲ（16点以上）転倒・転落の危険性が高い		合計				
		危険度				

（森田恵美子ほか：転倒アセスメントスコアシートの改訂と看護師の評定者間一致性の検討．日本看護管理学会誌14(1)：51-58，2010をもとに作成）

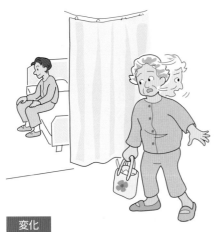

変化

入院したばかりや転室したばかりなど，環境の変化で（一時的な）混乱をおこしていないか。

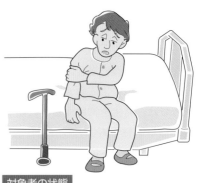

対象者の状態

療養生活を送るうえで，移動，排泄，食事，などの日常生活動作はどの程度できるのか，なにを援助すればよいのか。

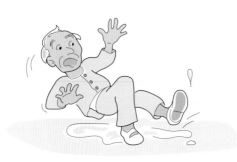

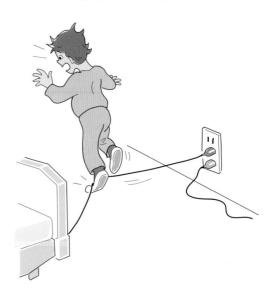

床・廊下

水滴やゴミなどが落ちていて，床が滑りやすくなっていないか，コードなどでつまずくことはないか。

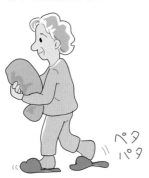

はき物

サイズが合わない，滑りやすいなど，転倒をまねくようなはき物ではないか。

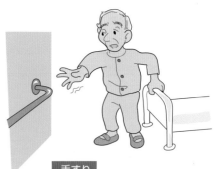

手すり

手すりや壁など，伝い歩きできるような物・空間は確保されているか。

◉図2-12　療養生活の安全確保

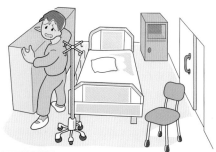

スペース

移動するためのスペースは確保されているか，ものが無造作に置かれていないか。

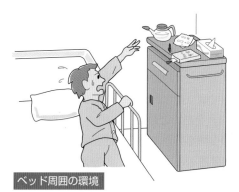

ベッド周囲の環境

手の届くところに患者の必要なものはあるか。

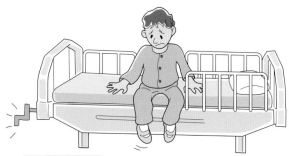

ベッド・手すり

ベッドの高さ，マットレスのかたさ，などは適切か，ストッパーはかかっているか，ベッド柵は設置されているか，よけいな突起物などはないか，起居動作に適切な手すりは設置されているか。

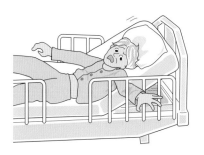

ベッド柵

ベッド柵にはさみ込まれるようなすきまはないか。

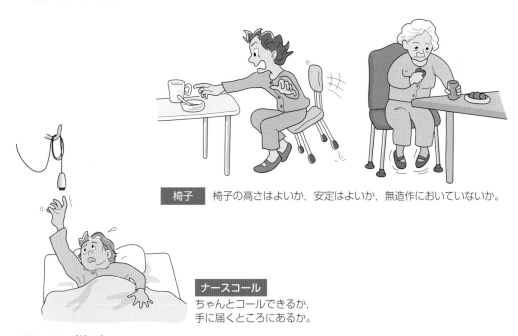

椅子　椅子の高さはよいか，安定はよいか，無造作においていないか。

ナースコール
ちゃんとコールできるか，
手に届くところにあるか。

◉**図 2-12　（続き）**

3 院内感染対策

　院内感染とは，病院内で発症した感染のことを意味する。院内感染症とは，病院内で病原微生物が侵入・定着し，増殖することにより発症した感染症であり，①発熱などの臨床症状，②病原微生物の同定，③入院前からすでに病原微生物を有していた可能性の否定（菌型・潜伏期など）から診断される。患者の罹患のみではなく，医療従事者が職務上罹患する感染症も含まれる。近年では，医療提供の場は在宅や施設など，病院に限らないため，医療提供の場にかかわらず，医療が提供された患者に発生する感染のことを，**医療関連感染** healthcare associated infection（HAI）というようになっている。

　病院は，疾患により体力が低下し，感染をおこしやすい対象者が療養生活を送る場であるため，感染がおこりやすい。感染予防対策は，対象者の安全管理には不可欠なものであり，同時に職員の安全の確保にもなる。

1 基準・マニュアルの遵守

　米国疾病管理予防センター Centers for Disease Control and Prevention（CDC）は，すべての入院患者のケアのための感染予防対策として，**スタンダードプリコーション** standard precautions（**標準予防策**）を作成した[1]。スタンダードプリコーションは，①血液，②目に見える血液を含むと含まないにかかわらず，すべての体液・分泌物・排泄物，③傷のある皮膚，④粘膜，に適応され，病院の感染源と認知されているものおよび認知されていないものの両方からの微生物の伝播リスクを減らすために作成されたものである。

　さらに，感染がすでに明らかになっている場合は，その感染症・原因微生物の特徴に応じた予防策が追加される。たとえば，感染経路に応じた予防策として，CDC の**感染経路別予防策**がある。個別的な対応を適切に行うためには，対象者や周囲の感染症に関する情報を確認しておく必要がある。

　看護職はつねに最新のガイドラインを認知するとともに施設の基準やマニュアルを遵守することが大切である。

2 院内感染の予防

　標準予防策と感染経路別予防策に近年の知見をいくつか加えた，院内感染対策の要点について述べる。

●**手指衛生**　手指衛生（手洗い・手指消毒）は，感染対策の基本であり，最も重要な対策である。目に見えるよごれがない場合には，手指消毒用の速乾性アルコールを使用し，目に見えるよごれがある場合には，液体石けんと流水による手洗いを行う。手術時にはさらに厳重な手洗いが行われる。

●**個人防護用具の着用**　手袋・マスク・ゴーグル・ガウンなどの個人防護

1）The Healthcare Infection Control Practices Advisory Committee: 2007 Guideline for Isolation Precautions: Preventing Transmission of Infectious Agents in Healthcare Settings.（http://www.cdc.gov/hicpac/pdf/isolation/Isolation2007.pdf）（参照 2023-06-30）

用具 personal protective equipment（PPE）の着用は，患者間および患者—医療職間の感染対策に重要である。それぞれの防護用具の着用の基準は，CDC ガイドラインおよび各施設の感染対策基準に従う。

● **隔離など**　患者の病床配置や移送時の対応など，感染を拡大させないための隔離や，リネンの管理やベッド周囲などの環境衛生のための消毒，清掃など，さまざまな感染対策がある。

● **感染性廃棄物の取り扱い**　感染症を生じるおそれのある廃棄物を**感染性廃棄物**という（◐図 2-13）。医療施設等においては，患者の治療や検査に使用した注射針やシリンジ，ガーゼなどは感染性廃棄物であり，適切な処理を行

形状	バイオハザードマーク	内容物
液状または泥状のもの	（赤）	• 血液，血清，血漿，体液 • 血液製剤，臓器，組織，胎盤 • 排液ドレナージバッグなど
固形状のもの	（橙）	• 血液・体液で汚染されたシリンジ，ディスポーザブル製品（手袋，ガーゼなど），器材など • 輸血セット，輸液ルート（針なし） • ヒト免疫不全ウイルス（HIV）・メチシリン耐性黄色ブドウ球菌（MRSA）・多剤耐性緑膿菌などの感染症患者に使用した器材など
鋭利なもの	（黄）	• 注射針，針つき注射器，メス • アンプル，ガイドワイヤー • 輸液ルート（針付） • 輸血セット（針付） • 血液・体液・組織および病原微生物などの付着した試験管やシャーレ • ガラス片（医療用・研究用）

◐**図 2-13　感染性廃棄物の分類**

---

plus	**ゾーニング**

　感染経路（ルート）のひとつとしては，細菌やウイルスが空気中を伝播することにより感染が拡散する，飛沫感染や空気感染（COVID-19 の感染ルートとしてはエアロゾル感染が指摘されている）がある。これらを予防するためには，病院内で空調設備を利用することにより，適切な質を保った空気を作るとともに，その空気の院内での流れを制御する必要がある。その方策のひとつとして病院内をいくつかのゾーンに分けて管理する方法（ゾーニング）が考えられている。日本国内では，一般に病院内のすべてのエリアを高度清潔区域（超清浄手術室など），清潔区域（一般手術室など），準清潔区域（ICU など），一般清潔区域（一般病室など），汚染管理区域（観戦用隔離病室など），拡散防止区域（患者用便所など）に分けて，それぞれの部屋ごとに温度，湿度，換気条件などが細かく定められている空調のガイドライン[*1] を利用している。

*1　一般社団法人日本医療福祉設備協会：病院設備設計ガイドライン（空調設備編）HEAS-02-2022．2022．

う必要がある（◯122ページ）。看護職は日常的に感染性廃棄物を取り扱うため，それらを適切に分別しなければならない。

● **職業感染**　近年用いられるようになった医療関連感染という言葉は，患者の感染を主眼においている。しかし，医療提供の場においては，職員の業務上の感染にも注意する必要がある。職員自身が感染してしまうことは，対象者の安全がまもれなくなってしまうことにつながるからである。

　職業感染対策の基本は，感染対策に準じるものであるが，看護職は，日常業務において，針刺し損傷や血液曝露<ruby>曝露<rt>ばくろ</rt></ruby>などの危険性があるため，これらについてはとくに注意する必要がある。

● **針刺し損傷，血液・体液曝露など**　針刺し損傷とは，針で手指などを傷つけてしまうことや，アンプル・刃物類による切傷などをつくってしまうことをいう。血液・体液曝露とは，手指や眼・口などの皮膚・粘膜が他者の血液や体液などにさらされることである。万一，針刺し損傷や血液・体液曝露がおこってしまった場合には，ただちに血液などを押し出しながら，流水と石けんで洗浄を行い，その後はすみやかに報告し，各施設の感染対策基準に定められた対処を行う。

● **施設環境の整備**　院内感染は施設環境を整備することによって未然に防ぎやすくなる。たとえば，通常はアルコールによって手指の衛生を確保するが，明らかに目視で確認できるほどによごれた場合には流水での手洗いが必要となるので，病棟のなかに看護師が使用することのできる手洗い設備を数多く設置することも求められる。

　しかし，このような設備もつくっただけでは逆に感染源となってしまうので，日常的な清掃・メンテナンスといった維持管理をしっかりと行う必要があり，看護管理ではこのような業務にも目を向ける必要がある。

　また，飛沫感染や空気感染を予防するためには，救急外来や小児外来などにおいては隔離診察室が必要になり，病棟においては隔離病室の積極的な設置が求められる。

● **感染制御チーム**　院内感染対策は，個人の対策とともに組織的な対策が不可欠である。院内感染対策のための指針の策定，委員会の開催，職員研修の実施は，「医療法」により規定されている。とくに，300床以上の規模の

---

plus	**病院建築の観点からの感染対策**

　院内感染対策のためには，手指衛生のための手洗いやマスク・手袋の着用が必須であり，そのためには手洗い設備の設置や，マスクや手袋といった個人防護用具を必要なところに置いておくための場所が必要となる。こうした感染対策のために物理的な環境が十分に検討されていないと，つい感染対策の徹底がおろそかになってしまいがちである。かつては手指消毒用のアルコールや手袋などが廊下の手すりの上に載せてある

ような状況も見受けられたが，このような中途半端な対策は，患者の移動の安全性をそこなうために望ましくない。

　一方で，院内感染を未然に防ぐための方策のひとつとして個室の利用も考えられる。場合によっては，その個室から汚染された空気が漏出しないように，病室内の空気圧を周辺の廊下や部屋に対して陰圧にする，といったことも考えられる。

大きい病院では，医師・看護師・薬剤師・臨床検査技師からなる感染制御チーム infection control team（ICT）を設置し，定期的に病棟ラウンド❶を行うことが推奨されている。

　看護職にとって感染対策は日常的なことであるが，日常的であるがゆえに，時に慣れや油断を生じることがある。個人の対策を怠らないためにも，組織的な対策を知り，じょうずに活用する必要がある。

NOTE
❶病棟ラウンド
　感染制御チームによって，医療機関内全体，もしくは必要な部署を巡回し，それぞれの部署に対して必要な指導や介入などを行うこと。ICT ラウンドともいう。

4 災害の予防と対応

　地震や火災などの災害発生時には，職員などは組織の規定などに従って，災害に対応する義務がある（●133ページ）。災害というと，阪神・淡路大震災や東日本大震災などの広域災害の印象が強いが，このような大規模な災害時に適切に対応できるようにするためにも，まずは日常的に発生する地震や火災，警報機の作動時などへの準備が重要である。

　病院などの施設は，看護の対象者（患者）の生活の場であり，日常生活に不自由をかかえる対象者をまもる看護職は，施設内において，自衛消防隊員として位置づけられている。自衛消防隊員の務めは，火災予防，初期消火，避難誘導などの初期対応である。つね日ごろから，避難経路の確認や避難経路に障害物がないことを確認し，タバコなどの出火原因となる可能性の高いものをチェックしなければならない。

　また，患者のベッドサイドには，医療用の電気器具やスタンドなどが配置されていることがある。停電時は非常用電源に切りかわるしくみになっている場合もあるが，医療用電気器具が正常に作動しているかを確認する。また，スタンドなどが倒れてきて，患者に危害が加わることがないかを確認する。

1 火災対策

　火災対策の基本は，火災予防，初期消火，避難誘導である。これらの具体的な対応は，施設ごとに作成されているマニュアルにのっとって行う必要がある。ふだんからマニュアルを熟知し，行動できるようにしておくことが重要である。

● **火災予防**　病院および診療所の火災原因は，厨房機器，放火，医療機器が多い[1]。これらによる火災の予防には，日常的な機器の適正使用，放火の燃えくさとなるような可燃物を無造作に置かないことなどが必要である。

● **初期消火**　初期消火のためには，ふだんから施設内の消火設備（消火栓・消火器など）を確認しておく必要がある。

● **避難誘導**　避難誘導のためには，非常口と避難経路の把握をしておく必要がある。また，防火扉や防火シャッターは避難時間の確保のために重要な役割を果たすものであるため，防火扉・防火シャッターおよび避難経路に不必要な物を置くことがないよう，つねに意識するようにする。

1）東京消防庁：火災の実態．（http://www.tfd.metro.tokyo.jp/hp-cyousaka/kasaijittai/index.html）（参照 2023-06-30）

2　地震対策

　地震対策においても，施設ごとに作成されているマニュアルにのっとって行動する必要がある。ふだんからマニュアルを熟知し，行動できるようにしておくことが重要である。

● **地震発生時の対応**　地震で揺れている間は，まずは自分自身の安全をまもることが重要である。医療施設のなかはさまざまな危険物に囲まれているため，付近の固定されているものにつかまる，しゃがむ，頭部をまもるなどの対応によって身をまもる必要がある。揺れがおさまったら，対象者の安全の確保を行う。すみやかに患者の安全確認を行い，その後は被害状況の確認とその状況に応じた対処を行う。

● **ふだんからの対策**　ふだんからの地震対策は，① 動かさないものは固定する，② 動かすものは簡単に固定できるようにする，③ 落ちにくい・倒れ

---

plus	地震災害における機器類の被害

　阪神・淡路大震災(1995年)，新潟県中越沖地震(2007年)，東日本大震災(2011年)では，被災した病院において医療機器類に被害が生じた(○表)。固定されていない機器が移動することはもちろん，機器の転倒，落下による破損や故障が発生した。これらは当然のことだと考えられるが，だからこそ，これらの機器の転倒や破損によって二次的に患者に及ぼす影響は最小限にしたいものである。すべての機器を固定したり排除したりすることはできない。よって，患者およびその場で働く自分自身の安全のためにも，周囲にどのようなもの(医療機器など)があるのか，どのような危険が想定されるのか，ふだんから意識しておくことが大切である。

○**表　過去の地震災害における医療機器類の被害状況**

病棟	・人工呼吸器が壁にぶつかり故障した。 ・病棟で使用中のコンピュータが落下した。 ・キャスター固定されている重心の高いワゴンが転倒した。 ・キャスター固定されていないワゴンが激しく動きまわった。
検査	・生化学自動分析装置の薬液がこぼれて作動しなくなった。 ・建物内の配管がちぎれ漏水した。
放射線	・ボルトで床に固定されていないMRIが移動してケーブルが切断され，復旧に4日を要した。 ・ボルトで床に固定されていないCTが移動した。 ・CR(computed radiography)装置のハードディスクが故障し，インストールし直した。 ・X線テレビの固定ボルトが抜け落ちて移動した。 ・天井つり下げアーム機器が落下した。 ・ポータブルX線装置が高層階に置いてあり，エレベーターが停止した際，地上階まで下ろせず，被災患者の撮影に活用できなかった。
手術	・手術室のパネルの裏にある構造体の壁が落下した。 ・モニターが落下して衝撃を受け使用不可となった。
薬剤	・上部に収納しているバイアルが倒れ，アンプルが落下し破損した。 ・薬品びんのふたは開きやすいため，倒れて中身がこぼれたものがあった。
材料 滅菌	・オートクレーブ，ガス滅菌装置が作動せず，滅菌できなかった。 ・超音波装置の水がなくなり使用不可となった。

(防災科学技術研究所：病院スタッフのための地震対策ハンドブック. p.44，2012による，一部改変)

にくい工夫をする，④ 安定した形状・バランスにする，⑤ キャスターは固定する，といった原則を念頭において行うとよい。

D チーム医療

　保健医療福祉の職場では，看護職のほかに多くの職種が従事している。対象者に必要なケアを提供するためには，これらのスタッフとの連携・協働が必要かつ重要であり，そのためには各職種の仕事の内容や責任の範囲，看護職との関係などを正確に理解することが必要である。▶図2-14 に保健・医療関係者のおもな就業場所である病院における職種と業務を示す。

1 チーム医療とは

　チーム医療とは，患者のケアの質の向上を目的に，医師・看護職・薬剤師など，さまざまな専門性をもつ医療従事者が情報を共有し，意見交換をして，治療方針の決定や実際のケアの提供にかかわっていくことである。

　わが国における医療関連職種の国家資格は，各領域の専門性の高度化に要請されて制度化されてきた(▶表2-5)。

　医療は，高度化・専門化する一方で，「連携・協働」が不可欠である。それぞれの医療従事者が，その専門性を発揮し，対等に意見を出し合い，対象

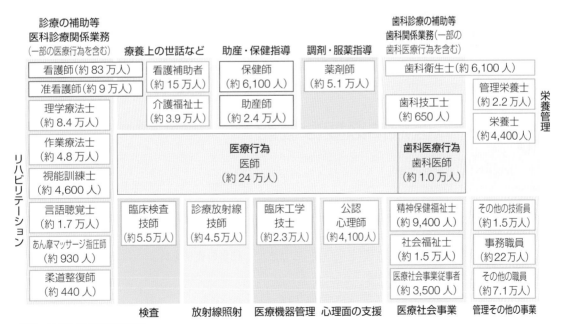

▶図 2-14　病院における職種別の従事者数(常勤換算)と業務のイメージ

法律上の規定に照らせば厳密性を欠く部分もあるが，概念的なわかりやすさを優先して作成している。

(厚生労働省：令和2[2020]年医療施設[静態・動態]調査[確定数]をもとに作成)

◉表 2-5　医療福祉等関連職種資格の法制化

1947(昭和 22)年	栄養士	1965(昭和 40)年	理学療法士
1948(昭和 23)年	医師		作業療法士
	歯科医師	1970(昭和 45)年	臨床検査技師
	薬剤師	1971(昭和 46)年	視能訓練士
	保健師(当時は保健婦)	1987(昭和 62)年	社会福祉士
	助産師(当時は助産婦)		介護福祉士
	看護師(当時は看護婦)		臨床工学技士
	歯科衛生士		義肢装具士
1951(昭和 26)年	診療放射線技師	1991(平成 3)年	救急救命士
	(当時は診療エックス線	1997(平成 9)年	言語聴覚士
	技師)		精神保健福祉士
1955(昭和 30)年	歯科技工士	2002(平成 14)年	管理栄養士
1958(昭和 33)年	衛生検査技師	2015(平成 27)年	公認心理師

者を中心とする1つのチームとしてよりよいケアを提供することが求められている。

　たとえば，高齢で胃切除術を予定している患者への医療サービスの方針の決定のために，医師・看護師・薬剤師・管理栄養士・理学療法士・医療ソーシャルワーカーなどが集まり，カンファレンスを開催したとしよう。医師は治療方針を決めるが，その際に，薬剤師はその専門性をいかして処方についての見解を示す。看護師は看護の立場から，管理栄養士は栄養面から，理学療法士は術後の運動機能回復について，医療ソーシャルワーカーは退院後の療養生活に必要となる社会資源などについての検討を行う。

　このようにそれぞれの専門家がそれぞれの立場で意見を出し合い，役割を分担し，1つのチームとして対象者にサービスを提供している。

●**多職種連携**　また近年では，医療関係職種・機関に限らず，対象者に必要なケアを提供するために，異なった専門性をもつ者たちが情報を共有し，意見交換をしてともに対象者にかかわっていく**多職種連携** inter-professional work(専門職協働実践，IPW)の取り組みが重要視されるようになっている。

2　チーム医療に必要な機能

　チーム医療に不可欠な機能として，連携・協働およびコミュニケーションがある。

　各医療関係職にはそれぞれに専門性がある。そのため，誰が，どのような専門性をもっており，なにをするのか(できるか・できないか)という，互いの仕事の領域(範囲)を認識したうえで，誰が，どこまで，仕事の責任を負うのかを事前に確認しておく必要がある。

1　連携・協働

　連携・協働とは，同じ目的・目標をもった複数の人々が連絡を取り合い，役割分担・協力しながら活動することである。対象者にケアを提供するためには，看護職どうしはもちろん，対象者に必要とされるケアに応じて，さま

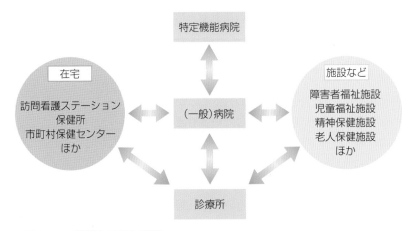

特定機能病院

在宅
訪問看護ステーション
保健所
市町村保健センター
ほか

（一般）病院

施設など
障害者福祉施設
児童福祉施設
精神保健施設
老人保健施設
ほか

診療所

▶**図2-15　施設をこえた連携**

ざまな職種と連携・協働しなければならない。

● **医療提供の場をこえた連携・協働**　ケア提供の場は，医療提供施設だけでなく，福祉施設や在宅へと広がっている。医療提供施設だけを取り上げても，その機能の区別が明確化されてきており，高度な医療に特化した特定機能病院や，地域医療のための必要な支援を行う地域医療支援病院，一般病院，診療所などがある（▶図2-15）。このように医療提供の場が細分化されつつ広がっていくなか，看護職は病棟から病棟，病院から病院，病院から在宅の場へと，職場をこえて連携し，協働しなければならない。

　病棟から病棟への連携は日常的に行われている。たとえば，内科のA病棟に入院し，検査の結果，手術適応とわかったため，手術目的で外科のB病棟に転棟する場合などである。転棟の際には，対象者のそれまでのケアの経過をまとめ，必要なケアが継続されるよう引き継ぎを行う。病院から病院，病院から在宅の場への連携も同様である。

　看護職は，対象者の状態とケアの場の機能に応じて適切な連携・協働をすることを前提にケアを提供することが必要となる。

２ コミュニケーション

　コミュニケーションは，連携・協働のために不可欠である。チーム医療の提供のためには，ケアの目的や情報を共有し，各職種および担当者の専門的知識や判断を共有したうえで，実際に提供したケアの内容や結果を共有しなければならない。そのためには公式（フォーマル）・非公式（インフォーマル）なコミュニケーションを活用することが必要である（▶158ページ）。その具体的な方法として，カンファレンス，申し送り・引き継ぎなどがある。

　１ カンファレンス　カンファレンスは会議や協議を意味する。看護職が行う代表的なカンファレンスとして，患者のケアに対して行われるケアカンファレンスがある。ケアカンファレンスは，ケアにおける問題を共有し，ほかのメンバーから助言を得たり，討議したりすることにより，計画の評価・修正に役だてるために行われる。

そのほか，病棟などの単位内で行う業務などについての検討や，情報伝達のために行われるカンファレンスもある。

　②**申し送り・引き継ぎ**　申し送り・引き継ぎは，看護職間で勤務帯ごとに，病棟内の看護管理情報，個々の患者のケアに関する情報を伝達するために行われる。申し送りは，各勤務のはじめと終わりに行われることが多いが，患者のケアに関する情報は，それぞれの看護組織が採用している看護ケア提供システムによって，誰が・なにを・どのように申し送るのかが異なる。看護管理情報，とくに勤務者全員の共通認識を必要とする情報については，一斉に伝達される。

　そのほか，ラウンドセッション，打ち合わせなど，いろいろな言葉で表現される看護職間の情報伝達の場がある。これらの多くは，患者に対する看護ケア提供のための打ち合わせや相談・確認の場である。

3　看護職の責任と役割

　看護ケアはひとりでは提供することができない。看護チームの連携・協働および他職種との連携・協働が必要である。看護チームの連携・協働は，看護ケア提供システムによって役割と責任が異なる(●93ページ)。

　なお，法制度上の看護職の責任と役割については第6章で述べる(●170ページ)。

4　多職種との連携・協働

　看護職が連携・協働する職種は多種多様である。それぞれの職種の法制度上の定めについては付録にまとめた(●197ページ)。

1　医師・歯科医師との連携・協働

　医師は「医師法」により，「医療及び保健指導を 掌(つかさど)ることによって公衆衛生の向上及び増進に寄与し，もつて国民の健康な生活を確保する」ものと定められている(同法第1条，ルビは著者)。また，**歯科医師**は「歯科医師法」により，「歯科医療及び保健指導を掌ることによつて，公衆衛生の向上及び増進に寄与し，もつて国民の健康な生活を確保する」ものと定められている(同法第1条)。

　医師・歯科医師は，対象者によりよく，円滑に医療を提供するために看護職と協働し，看護職もまた，対象へのよりよい看護ケアの提供のために医師と協働して仕事を進める。医療提供施設(病院)における医師の仕事は診療，すなわち診察・診断・治療などである。医師は円滑な診療を行うために，看護職に診療の補助を求める。

　医療の現場においては，看護職の診療の補助は医師の指示のもとに行われる。看護職の仕事は，医師の指示を適切に実行すること，そのための看護職の責任と役割を果たすことである。医師・看護職がそれぞれの独自の機能を

発揮するためには連携が不可欠であり，連携には情報の伝達・共有が不可欠である。

2 医療関連職種との連携

医師以外の各医療職種は，それぞれに業務の範囲がある。看護職はどの職種の業務も，「医師の指示のもと」に，ある範囲で業務を行うことができるが，近年ではおのおのが専門特化し，それも困難になりつつある。

看護職は他職種と連携して対象者へのサービスを提供する。そのためには，それぞれの得意分野を最大限に活用し，補いながら協働すること，そしてその目的が対象者へのよりよいサービスの提供であることをつねに意識する必要がある。

◆ 薬剤師

薬剤師は医療において不可欠な薬剤管理に専門的にかかわる職種であり，調剤，医薬品の供給，そのほかの薬事衛生を行う。

薬剤師の業務は薬剤業務に特化しているが，看護職は医師の指示のもとに薬剤業務に携わることを許されている。たとえば，ベッドサイドで対象者に薬剤などの説明を補足するのは看護職であることが多く，また対象者の内服などを確認するのも看護職であることが多い。

近年，薬剤師が薬局を離れ，ベッドサイドへ足を運び，直接対象者に薬剤に対する知識や管理サービスを提供する動きが活発になっており，診療報酬上，薬剤管理指導料の算定ができるようになっている。これに伴い，ベッド

---

column 間違いがちな医師―看護師関係

看護師の仕事のうち，患者の治療行為に関するものは医師の指示のもとに成立しているため，医師の指示は上司からの指示（命令）であり，絶対であるという錯覚をおこすことがある。もちろん患者の医療の責任を負うのは医師であるが，看護師は看護学・医学の基礎知識と免許のもとに，自己の行動を判断する責任がある。

「指示受け」は，医師と看護師の仕事をつなぐ大切な連携手段であり，看護師が医師と対象者の仲介役となる重要な場面である。指示受けにおいては，医師からの指示を受けるだけでなく，その責任を明確にし，実施へとつなげるしくみづくりが重要である。

看護師は，医師に指示されたことをそのまま実施するだけでなく，看護師として医療行為の理論的根拠や倫理について検討し，患者にとって適切なものかどうかなどの判断を加えなければならない。医師の指示に対して看護の立場から疑問や意見がある場合は，その旨を医師に伝え，確認することが可能である。

看護師が看護専門職としてその行動に責任をもつためには，指示の内容について医師と相談・協議し，新たな指示を引き出して，患者にとって適正な医療の実施に貢献しなければならない。

医師との連携は縦の関係と錯覚されがちであるが，看護師は看護師の立場で判断し，その立場に応じて，報告・連絡・相談などの連携のための行動をとる責任がある。

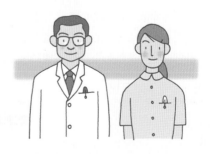

サイドでの看護職と薬剤師との連携の機会が増加しており，今後も増加が見込まれている。

◆ 検査・放射線関連職種

　医師の診療の過程で，診断や治療の評価に必要となるのが検査・放射線関連職種である。検査は血液学的検査・病理学的検査・生理学的検査などに必要な知識をもつ**臨床検査技師**が担っており，放射線関連業務は**診療放射線技師**が担っている。

　これらの職種と看護職の関係は「医師の指示のもと」での分業である。看護職とは異なり，臨床検査技師や診療放射線技師は，医師の指示のもとであっても，業務がこの領域に限定される。一方，看護職は，医師の指示のもとに検査などを行うことができる。しかし，施設や組織が大きくなるほど，看護職がこの領域の業務に携わることは少なくなり，臨床検査技師や診療放射線技師の担当する業務が増える。

◆ リハビリテーション関連職種

　リハビリテーション関連職種には，**理学療法士** physical therapist（PT），**作業療法士** occupational therapist（OT），**言語聴覚士** speech-language-hearing therapist（ST），**視能訓練士** certified orthoptist（CO），**義肢装具士** prosthetist and orthotist（PO）などがある。

　理学療法士は，おもに大きな筋肉や関節を動かす基本的動作能力の回復をはかるためのリハビリテーションを行い，作業療法士は，おもに手指を動かすことに代表される応用的動作能力や社会的適応能力の回復をはかるためのリハビリテーションを行う。言語聴覚士・視能訓練士は，それぞれ言語機能・聴覚機能，両眼視機能の回復をはかるためのリハビリテーションを行う。義肢装具士は，上下肢の欠損や障害を補うための義肢や装具の製作や装着，適合を行う職種である。

　近年ではリハビリテーションを必要とする対象者が増加しており，リハビリテーション関連職種の活躍する場面が増えている。たとえば，回復期リハビリテーション病棟では専従のリハビリテーション関連職種がおり，日常生活活動（ADL）向上や寝たきり防止，家庭復帰，社会復帰を目的に，対象者へのケアを行っている。

　リハビリテーションの計画や実施，評価などは，専門の技術をもつ専門職にまかせることが多くなっている。しかし，リハビリテーションは継続性・日常性が重要であることから，看護職がリハビリテーション部門との連携をはかり，日常の療養生活のなかに適切に取り入れる必要がある。

◆ 栄養・口腔ケア関連職種

　栄養や口腔ケアに関連する職種には，**管理栄養士・栄養士・歯科衛生士**などがある。

　管理栄養士・栄養士は，栄養の指導を主とする職種である。管理栄養士は，

個人の身体の状況や栄養状態に応じた高度の専門知識と技術を要する栄養指導を担う職種である。歯科衛生士は，歯科診療の補助，歯科保健指導をはじめとして，口腔ケアを担う職種である。

　近年，入院中の栄養指導については管理栄養士による個別指導が増えてきており，診療報酬上も栄養食事指導料の算定が可能である。また，高齢者や摂食機能が低下した対象者への口腔ケアの重要性が注目されていることで，歯科衛生士による専門的な口腔ケアの機会が増加している❶。看護職はこれらの関連職種との連携により，対象者の療養生活上不可欠な栄養面のケアや口腔ケアを充実させることができる。

3　その他のさまざまな関連職種との連携

　以上のほかにも，看護職がケアの提供のために協働する職種には，医療機器管理関連職種，福祉関連職種，事務関連職種などがある。

◆ 医療機器管理関連職種

　医療機器管理におもにかかわるのは**臨床工学技士** clinical engineer；medical engineer（CE，ME）である。臨床工学技士は人工呼吸器や人工心肺，人工透析などの生命維持管理装置の操作や管理，そのほかさまざまな場面で使用される医療機器の保守点検などを担っている。

　医療施設において，対象者はさまざまな医療機器に囲まれている。必然的に，看護職はそれらの医療機器を適切に使用しながら仕事をする必要があり，臨床工学技士との連携は不可欠である。

◆ 福祉関連職種

　福祉関連職種には，**社会福祉士・介護福祉士・精神保健福祉士**などがある。

　社会福祉士は，身体上や精神上の障害などによって，日常生活を営むうえで支障がある者の福祉に関する相談に応じたり，援助を行ったりする職種である。一般に，病院では**医療ソーシャルワーカー** medical social worker（MSW）などとよばれ，社会資源の紹介や調整などを行っている。介護福祉士は，対象者の心身の状況に応じた介護を行う職種である。精神保健福祉士は，精神障害者等の相談に応じ，助言・指導・訓練その他の援助を行う職種である。PSW（psychiatric social worker）ともよばれる。

　社会福祉士や介護福祉士の資格は，1987（昭和62）年に，精神保健福祉士は1997（平成9）年に新設された法律により規定されたものである。ただし，実際に福祉関連部門に従事している人には，無資格者も多いため，資格の有無にかかわらず，業務に従事している者を総称して医療社会事業従事者とすることもある。

　ケア提供の場の拡大に伴い，対象者のニーズも多様化している。社会資源の活用をはじめ，福祉関連職種の専門的知識を十分に活用し，対象者のケアニーズを満たすために協働することが必要である。

NOTE
❶ 2011（平成23）年に「歯科口腔保健の推進に関する法律」が制定され，歯科口腔疾患を予防し，生活の質を維持・向上するための取り組みが法的に位置づけられた。歯科医師・歯科衛生士はもちろん，日常生活の援助を担う看護職も，あらためて対象者の年齢などに応じた適切な口腔ケアに取り組む必要がある。

◆ 事務

　事務は，財務管理，人事・労務管理，施設・設備管理，物品管理，医事管理などの重要な経営管理機能を果たす。

　①財務管理　財務管理は，組織の活動全体の資金の流れを管理することであり，予算編成，予算統制，資金調達・管理など，組織を経営・管理するうえで大切な業務である。

　②人事・労務管理　ヒューマンサービスの職場である医療提供施設などの組織にとって，人材はサービスそのものであり，優秀な人材を確保し，運用するための人事・労務管理は，非常に重要である。医療提供施設などの組織は，多職種・多数の職員が従事する組織でもあり，その人事・労務管理は単純ではない。

　③施設・設備管理，物品管理　対象者の療養環境を整えることに貢献したり，必要な物品を適時・適切に備えたりする施設・設備管理，物品管理の業務は，間接的ではあるが，対象者へのケアの提供に不可欠である。具体的には，清掃，洗濯，廃棄物処理，施設営繕，ボイラーなどのエネルギープラントや物品物流の管理などの業務がある。

　④医事管理　病院などの通常業務のなかで必要とされる医事管理は，診療報酬請求のためのレセプト(診療報酬明細書)処理や入退院手続きなどの専門的で複雑・膨大な事務処理を必要とする業務である。

---

column　病院のなかを歩いてみよう

　あなたは病院のなかを歩きまわったことがあるだろうか。正面玄関，ロビー，受付，診察室，処置室，検査室，病棟，トイレ，売店……。外来者として病院に入るとこのような場所を目にすることができるが，これ以外にも病院にはいろいろな場所(部署)がある。

　電気設備，空調，水の供給などをつかさどるエネルギー監視室，病院内で用いられる資機材の搬入場所や保管室，患者の給食をつくる給食室，ごみ処理室などの部署は，直接対象者に接する機会はない(少ない)が，組織の目的とするサービスの提供を裏側で支える機能を果たしており，一般にバックヤードともよばれている。

　ボイラーなどのエネルギープラントや施設営繕は，施設や設備がつねに快適な環境で利用できるように，施設・設備の保守点検・修理や，それらを利用するためのエネルギーを供給し，調整する機能を果たす。

　清掃や洗濯などのハウスキーピングにかかわる職種に対しては，感染・危険防止，安全対策などの判断や注意事項などを提供するために，看護職が協働することが多い。

　廃棄物処理においては，看護職は廃棄物を排出し，第一次処理をする廃棄物処理従事者であり，その後の収集や運搬などの中間処理を行う職種との連携・協働が前提となっている。

　このようなバックヤードの業務は，通常，「整えられていてあたりまえ」と考えられがちであるが，多くの従事者の協働によってなりたっている。このような業務に従事する職種と看護部門の連携は，ケアの質に大きな影響を与えるものであるとともに，地域住民などから信頼と安心を得るための基盤でもある。

　病院は，対象者に医療・看護サービスを提供する場所であるが，医師や看護職が十分なサービスを提供するためには，それを支えるための多くの部門や部署があり，従事者がいる。

　ぜひ，機会を得て，一度病院のなかを探検してみてはどうだろうか。

4 地域の職種との連携

◆ 地域で働く看護職

地域で働く看護職として，自治体や企業などで働く保健師や，訪問看護に従事する看護職（訪問看護師）などがある。

自治体で働く保健師（いわゆる行政保健師）は，その所属が都道府県保健所なのか，市町村なのかによって業務内容は異なり，それぞれの所属や地域の実態に応じた保健活動を行っている。具体的には，訪問指導，健康相談，健康教育，その他の直接的な保健サービス等の提供，住民の主体的活動の支援，災害時支援，健康危機管理，関係機関とのネットワークづくりなどである。企業などで働く保健師は，その企業（組織）内の職員などの健康改善・維持・促進といった健康管理のための一連の活動を行う。また，近年では地域包括ケアシステム（⚫9ページ）の構築のために，地域包括支援センターで働く保健師の活動が期待されている。保健師は，地域などの公衆衛生にかかわり，健康課題に取り組み，連携や調整を行うものであり，医療が必要になる前の人や医療を受けつつ地域で生活する対象者に，必要なケアをつなぐことが必要である。

訪問看護に従事する看護職は，対象者の居宅等を訪問し，必要な看護ケアを提供する。多くの場合，対象者が医療機関から退院したのち，在宅で医療的なケアや専門的な観察を行う。対象者にとって，治療や療養の場を医療機関から在宅へと移行する場面は，さまざまな課題に直面することが多い状況である。看護職には，この場の移行が安全でスムーズなものになるように支援することが求められており，そのために，訪問看護に従事する看護職と医療機関の看護職との連携は重要である。

◆ 介護支援専門員

介護支援専門員（ケアマネジャー）は，介護保険制度❶において利用者からの相談に応じ，利用者に必要な介護サービスを調整し，介護サービス計画（ケアプラン❷）をたてたり，介護サービス機関との調整を行ったりする。とくに，高齢者が地域で生活するうえでは，介護保険制度を有効に活用することが必要である。

医療機関に入院する前，また退院したのちの対象者の生活を支援するためには，介護支援専門員との連携が不可欠である。

■NOTE

❶介護保険制度

介護が必要となった人を対象に必要な保健医療福祉サービスの給付を行う制度。保険者は市町村および特別区であり，65歳以上の高齢者を第1号被保険者，40歳以上65歳未満の医療保険加入者を第2号被保険者とする。

❷ケアプラン

1人の対象者に必要なケアの計画。狭義では，介護保険制度において介護支援専門員が立案した「介護サービス計画書」をさす。

E　看護業務の実践（日常業務のマネジメント）

1　看護業務

　看護業務とは，法律により規定された範囲内で，かつ，看護倫理に基づいて看護職が実践することすべてをさす。

　わが国においては，「保健師助産師看護師法」により規定されている範囲内において行う業務である。

　看護業務の実際は，対象や状況などにより，つねに変化し，複雑で，「ここからここまでが看護業務であり，これ以外は看護業務ではない」などと明確な区別をすることは困難である。そこで，日本看護協会では看護業務基準を，米国看護師協会 american nurses association（ANA）では組織的看護サービスの基準などを作成し，看護実践のための行動指針や実践の評価のための枠組みとして提示している。

　● **看護業務基準**　看護業務基準[1]は，看護職の職務を記述したもので，看護実践の行動指針となり，かつ，職務の範囲を保証するとともに評価の枠組みを示すものである。日本看護協会では，看護実践と看護実践の組織化を合わせて看護業務としている。

　看護職は，つねに，その業務が職務として適切かどうかを判断することが必要であり，そのための指針として基準を活用することが重要となる。

2　看護基準と看護手順

　看護基準は，特定の状況にある対象者について，どのようなケアを行うかの基準を明示したものであり，看護手順は，特定のケアについて，どのように行うかの手順を明示したものである。

1　看護基準

　看護基準 nursing standard は，ケアの提供に際して，なにを行うのかの基準を示したものである。看護方針などの構造 structure や，看護ケアの過程 process，内容基準 content，そして目標基準 outcome を明示している。

　看護基準の内容は，看護職として責任をもって提供しなければならないものである。これは，サービスの内容を対象者に保証すると同時に，提供するケアの内容の標準 standard を疾患別・症状別に成文化したものでもある。つまり，対象者になにをどの程度行うのかを規定したもので，アセスメント，看護計画，実施の標準的な指針であり，手段であり，また，ケアの評価基準

---

　1 ）日本看護協会：看護業務基準，2021 年改訂版．2021.（https://www.nurse.or.jp/nursing/home/publication/pdf/gyomu/kijyun.pdf）（参照 2023-06-30）

でもある。

● **看護基準の適用**　看護基準を適用する場合に重要なのは，その基準がどこまで目の前の対象者に適用することができるか，適用できない箇所はどこか，どのように工夫すれば適用できるのかを，つねに検討し，判断することである。そして，基準が適用できない場合，もしくは適用できない部分には，個別にケアの計画 plan をたてる必要がある。

　看護基準は，あくまでも基準であり，該当する基準があればよいというものではない。既存の基準を適用できないケースが増えた場合は，なぜ適用できないのか，なにが変化したのかを吟味し，看護基準の内容の再検討をすることも必要である。

2　看護手順

　看護手順 nursing procedure は，特定のケアを行う場合の具体的な手順を示したものであり，個々の看護職が行うケアの水準を保ち，安全にケアを提供するために，成文化されたものである。特定のケアをはじめて実施する場合や，不明な点が生じた場合には，必ず手順を確認することが重要である。

● **看護手順の修正・変更**　看護手順と異なる手順を行う場合には，理由を明確にして修正・変更を行う。修正・変更する場合には，① 新たな知見などにより，新しい手順を導入する場合，② いくつかの手順を連続して，組み合わせて行う場合，③ 複数の看護職によって提供される場合がある。

　看護基準同様に，看護手順もまた存在すればよいというものではなく，個々の看護職が行う看護の技術の手順について定期的に見直す必要がある。

3　クリティカルパス

　クリティカルパス critical path❶は，患者の入院（治療）中，日ごとにおこりうる重要（クリティカル）なできごとのスケジュール表であり，クリティカルパスウェイ，クリニカルパス，ケアマップなどともよばれている。疾患や病態ごとに，医療サービスなどの提供計画が一覧となっており，対象者に提供する医療サービスについて，いつ，誰が（どのような職種が），なにをするのか，目標はなにかが明示されている。計画を対象者と多職種で共有できるため，医療サービスの標準化やインフォームドコンセントの充実，チーム医療の向上などが期待できる。

● **地域連携クリティカルパス**　1つの施設でつくられるクリティカルパスを，地域の複数の施設に広げたものが**地域連携クリティカルパス**である。対象者が急性期病院から回復期を担う医療機関を経て早期に自宅に帰れるような診療計画が示されている。診療にあたる地域の医療機関の間で，役割分担と患者の状態などが共有されるため，転院などがスムーズになる。

　クリティカルパスはチーム医療の実態が明示されているものであり，地域連携クリティカルパスは地域ぐるみのチーム医療の実態が明示されているともいえるものである。

□NOTE
❶**クリティカルパス**
　もともとは作業の工程管理の方法であり，必要な工程の最適なスケジュールを追求する方法をさした。米国において，これが医療に導入されるようになった。

4 情報の活用

　看護職がケア提供に際して取り扱う情報には，対象者にかかわる情報，研究成果など最新の看護に関する情報，医薬品・医療技術などに関する情報，医療制度・施策に関する情報などがある。

　このうち対象者にかかわる情報は，対象者の診療・療養環境において入手された身体状況・病状・治療などに関する，医師・看護職などの医療従事者が知り得た主観的・客観的情報であり，診療情報・看護情報などとよばれる。

　ここでは，ケアの提供にかかわる情報について，情報共有・活用の方法・情報を取り扱う際の留意点などについて取り上げる。

1 情報の記録・保管・蓄積

　情報が有効に活用されるためには，いつ，どこで，誰が，なんのために，なにを，どのように行ったのか，その結果どのようになったのか，などを正しく，明確に，わかりやすく記録することが必要である（○表2-6）。

　適切に記録された情報は，保管・蓄積されることにより，その後，医療従事者の新たな判断のために活用されたり，ケアの評価に活用されたりすることができる。さらに，スタッフ教育やほかの研究の基礎ともなりうる。

○表2-6　記録の基本的なポイント

- ・事実であるか。
- ・正しく内容を伝達することができているか。
- ・誤解のない解釈ができるか。
- ・文章のつじつまが合っているか。
- ・日本語として適切な文法を備えているか。
- ・前後の文脈と整合性があるか。

---

column 情報リテラシーとコンピュータリテラシー

　情報リテラシーとは情報を活用する能力をさし，コンピュータリテラシーとはコンピュータを活用する能力をさす。「情報」というと，「コンピュータ（機器）」と直結させて考えられることが多い。しかし「情報」は，コンピュータ機器が発達する前から，誰もが扱ってきたものである。

　情報の収集・蓄積・加工などの作業にコンピュータを用いると，効率がよくなることが多い。そして，インターネットの普及により，利便性はさらに増している。しかし，どのような情報を集め，どのように蓄積し，どのように用いるのかを決めるのは，コンピュータではなく，情報を取り扱う「人」である。コンピュータ機器を取り扱うのが苦手であれば，得意な人に依頼すればよいが，「情報」を適切に取り扱うことがわからなければ，コンピュータを使う意味も少なくなる。

　つい，「コンピュータを使う」ことに気をとられがちになるが，まずは「情報を適切に使う」ことを覚えたい。

2 記録の役割

　診療情報などの**記録**は，対象者の状態の事実，医療従事者の判断や提供したケアの事実，ケアに対する対象者の反応の事実など，対象者の療養生活における一連の事実をあらわすものである。記録は，医療従事者間の情報共有の手段としても活用でき，ケアの評価，スタッフの教育・研究の資料としての役割や，法的記録としての役割，施設の設立要件や診療報酬上の要件の証明としての役割ももっている。

3 情報の伝達・共有・活用

　連携は，情報の共有からはじまる。情報伝達・共有の基本は，報告・連絡・相談であり，口頭により，または紙面や電子媒体による記録により行われる。報告・連絡・相談という言葉は，そのときの状況や立場により，次のように区別して用いられる。

---

plus	**情報とデータ**

　一般に，「情報 information」と「データ data」は混同されやすい。しかし，人がものごとを理解するのには段階があり，「知識 knowledge」「知恵 wisdom」を加えた 4 つの言葉の定義と関係は以下のように整理できる（◎図）。
　データ：客観的に示される解釈されない要素
　情報：収集され，整理され，解釈されたデータ
　知識：データや情報の相互関係が明らかにされ，正式に認められた情報
　知恵：問題を解決したり，調整したりするために用いられる知識
　そしてこれらは，相互関係や相互作用が高まるにつれて，内容の複雑性を増していくものとなっている。

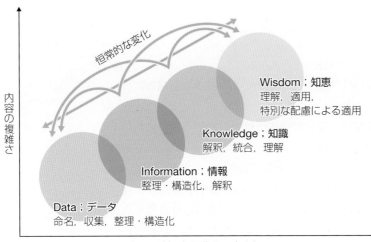

◎図　**データ・情報・知識・知恵の関係**
（Englebardt, S. P. et al.：*Health Care Informatics-An Interdisciplinary Approach.* p.13, Mosby, 2002 をもとに作成）

（1）**報告**：結果を知らせる。

（2）**連絡**：つながりをとる，知らせる，知り合う。

（3）**相談**：話し合い，意見を聞きたいときに意見を出し合う，意見を述べる。

　たとえば，上司から指示された仕事があった場合，その仕事を終え，その結果を知らせる場合を報告という。その仕事は誰かほかの同僚と一緒に行う必要があり，その同僚にそのことを知らせる場合は連絡である。その仕事をどのようにしたらよいのかわからない場合，もしくは確信がもてない場合に，誰かの意見やアドバイスを聞くことは相談である。

4　診療記録等

　診療情報とは，診療の過程で患者の身体状況・病状・治療などについて医療従事者が知りえた情報をいい，**看護情報**もここに含まれる。

　診療記録とは診療情報の記録であり，具体的には診療録，処方せん，手術記録，看護記録，検査所見記録，X 線写真，紹介状，退院した患者にかかわる入院期間中の診療経過の要約，その他の診療の過程において患者の身体状況，病状や治療などについて作成・記録または保存された書類，画像などの記録をいう。

　医療の提供にかかわる情報や，看護サービスにかかわる情報は記録され，保存される。記録は，事実であること，わかりやすいこと，誰がみても一様に解釈できることが必要である。そのためには書式や表現など，記録方法の統一が重要となる。医療従事者が用いる言葉は専門用語が多く，また独自の略語が横行しており，診療科など，組織ごとに同じ略語でも意味が異なることが多い。記録者は，これらのことを念頭におき，誰がみてもわかるように記録をすることが重要である。

　通常，診療情報の記録物は●表 2-7 のような記録で構成されている。診療記録としてこれらのすべてを備えるか，一部を備えるかは，患者のニーズによって異なる。

5　看護記録

　看護記録は看護実践の一連の過程を記録したものであり，診療記録等に含まれる。

● **目的と意義**　看護記録の役割は，前述の診療情報等の記録の役割に同じであるが，日本看護協会は「看護記録および診療情報の取り扱いに関する指針」[1]において，看護記録の目的と意義について，次の 7 点をあげている。「① 看護の実践を明示する。② 患者に提供するケアの根拠を示す。③ 医療チーム間，患者と看護者の情報交換の手段とする。④ 患者の心身状態や病状，医療の提供の経過およびその結果に関する情報を提供する。⑤ 患者に生じた問題，必要とされたケアに対する看護実践と，患者の反応に関する情

---

1 ）日本看護協会：看護記録および診療情報の取り扱いに関する指針．（http://www.nurse.or.jp/home/publication/pdf/kangokiroku.pdf）（参照 2023-06-30）．

○ 表 2-7　診療記録の構成要素

フェイスシート face sheet	診療記録の最初のページで，これには患者の氏名，生年月日，社会保障番号，住所，婚姻状態など患者の身元確認に関する情報が含まれる。また，近親者または保護者の氏名，食物や薬物のアレルギー，入院時診断名，特定のDRG（diagnosis related group）分類，および主治医名も記載する。	グラフ式シート	施設によってさまざまなよび方がされているが，これは，患者の体温，脈拍，呼吸数，血圧，さらに場合によっては毎日の体重の変化を経時的に記録するフローシートの一種である。皮膚ケア，血糖値，尿検査結果，脳神経学的アセスメントデータ，水分出納量などの情報を記録するため，追加グラフ式シートが用いられることもある。これらの用紙を用いれば，日付とイニシャルを記入し，該当の欄をチェックするだけで，特定の課題もしくはアセスメントを行ったことを示すことができる。
既往歴および診察所見	これは，医師が記入するもので，患者の初回診察および評価データが含まれる。	与薬記録	患者に投与した薬物をそのつど記録するもので，用量，用法，投与経路，部位，日付，および時間を記載する。
初回看護アセスメント用紙	これには，健康歴と身体的アセスメント所見を含む看護データを記録する。	看護経過記録	患者ケア情報，実施した看護，および患者の反応を詳細に記録する。
医師指示書	医師の治療上の指示を記録する。	医師経過記録	看護経過記録と同じように，これには，患者の経過に関する観察点や注目点を医師が記録する。治療に関するデータも含まれる。
問題リスト，または看護診断リスト	問題志向型診療記録を採用している医療施設で問題リストまたは看護診断リストとよばれているこの記録は，患者の問題を列挙したものである。施設によっては，看護診断名を別の用紙にあげている所もある。	診断検査所見	診断検査と臨床検査のデータ，たとえば，血液一般検査，病理検査，放射線検査，内視鏡検査などの所見が含まれる。
		医療チーム記録	理学療法士，医療ソーシャルワーカーなど，ほかの医療専門職者からの情報が含まれる。
		コンサルテーションシート	これには，診断と治療についてコンサルテーションを行った医師，その他の専門職者による評価が含まれる。
看護ケア計画	看護職による患者ケア計画の一覧表である。通常，基本診療記録に組み込まれているが，ときには患者が退院するまでナースステーションで別に保管されることもある。	退院時計画と退院時サマリー	この記録は，入院期間中の経過と退院後の患者のケア計画を簡単に説明したものである。必ず含まれるデータとしては，食事と与薬についての指導，退院後の診察の予約，およびほかの施設への紹介などがある。

（黒江ゆり子ほか訳：看護記録をマスターする――実践の質的向上をめざして．p.6，医学書院，1998 による，一部改変）

報を提供する。⑥ 施設がその設立要件や診療報酬上の要件を満たしていることを証明する。⑦ ケアの評価や質向上およびケア開発の資料とする。」

　看護職は，これらの目的と意義をふまえて記録を作成する必要がある。

● **構成と様式**　看護記録は，基本的に，基礎情報，看護計画，経過記録，看護総括（サマリー）で構成される。現在，おもに使用されている記録様式として，叙述的経過記録，フローシート，クリティカルパスなどがあり，なかでも叙述的経過記録は，経時的記録，フォーカスチャーティング，POS（Problem Oriented System）など，施設によってさまざまな方式が用いられている。よって，看護記録は，各施設で規定された記録様式，記載時の注意点，署名方法などの記載基準に即して記載することが重要である。

6 医療情報システムを用いた記録

　現在は医療情報システムを用いた患者のデータ管理が中心となっている。一般に，医療情報システムとよばれるものには，電子カルテ，オーダリングシステム，レセプトコンピュータなどがある。コンピュータを用いた医療情報システムによる記録も，紙面による記録と同様，その入力およびデータ管理には細心の注意が必要である（❷128 ページ）。

　①**電子カルテ**　診療情報などを電子化して記録・保存を一元管理するシステムである❶。電子化によって，医療機関どうしの情報の共有や遠隔医療の推進，医療の質の向上や効率化が期待できる。

　②**オーダリングシステム**　検査・処置の指示や薬剤の処方をはじめとする医師の指示（オーダー）などをコンピュータ入力により行うシステムである。たとえば，医師が診察室や病棟の PC に患者の処方を入力すると，それらの内容が薬局や会計などでの処理に反映されるシステムをいう。手書きの伝票や伝票類の転記を減らし，事務処理を合理化することを目的に導入される。

　③**レセプトコンピュータ**　医療機関が診療報酬を請求するためのレセプト（診療報酬明細書）を作成するコンピュータシステムである。診療報酬の請求事務の省力化のために開発された。

7 医療・看護情報の標準化

　医療従事者が用いる言葉は専門用語が多く，また独自の略語が横行しており，組織ごとに同じ略語でも意味が異なることが多い。そのため情報の共有・蓄積など，情報を活用するためには記録される用語を標準化する必要がある。

■NOTE
❶診療録等の記録や保存は従来，紙媒体で行われていたが，1999（平成 11）年の厚生省通知により診療録等の電子媒体での保存が認められた。

---

column　看護ケアと ICT 活用

　体温の測定で電子体温計を用いるのは，いまやあたりまえである。血圧計もアネロイド式や電子血圧計が主流になった。デジタル化されたデータは，そのまま電子カルテに記録させることも可能になっている。バイタルサインの測定にとどまらず，ナースコールを個別に受信することも，看護記録を音声入力することも可能である。

　しかし，技術として可能であることと，普及していることは異なる。日常生活で用いられている情報通信技術 information and communication technology（ICT）として，たとえばスマートフォンの世帯保有率は 86.8％である[*1]。一方，病院の電子カルテの導入は，400 床以上の病院では約 90％だが，200 床未満の病院は約 51.3％にとどまっている[*2]。

　今後，看護職にも，さらに情報機器や人工知能を活用した働き方が増えていくことが見込まれる。情報機器やシステムを適切かつじょうずに活用することが必要である。

[*1] 総務省：令和 3 年　情報通信白書．2021.
[*2] 厚生労働省：医療施設調査．2020.

医療情報の標準化

● **ICD**　医療においては，診断名の標準化として ICD❶が用いられている。ICD は，疾病や傷害など状態を国際比較するために世界保健機関（WHO）が定めた疾病分類であり，世界各国間の死亡および疾病統計に用いられている。2018 年には ICD-11 が公表されているが，2023 年現在，日本国内の統計は ICD-10（2013 年版準拠）により行われている。

看護情報の標準化

　看護においては，標準化として以下のような取り組みが行われている。

　看護診断は，看護過程のプロセスの 1 つとして，看護師が取り扱う対象者の健康上の問題を「診断名」として標準化したものである。看護職がかかわる前の対象者の状態あるいは現在の状態をあらわす用語である。

　①**NIC**　看護介入分類 Nursing Interventions Classification（**NIC**）は，看護職のかかわりによる対象者の反応が望ましい結果に変化するための看護職のかかわり，つまり，介入行為あるいは介入方法を概念化し，分類したものである。

　②**NOC**　看護成果分類 Nursing Outcomes Classification（**NOC**）は，看護職のかかわりの結果として望まれる対象者の状態，あるいは最終の状態をあらわすものである。

　③**ICNP**　国際看護師協会 International Council of Nurses（ICN）による**看護実践国際分類** International Classification for Nursing Practice（**ICNP**）は，看護職が看護実践を行ううえで用いる看護用語を国際的に標準化しようとするものである。

5　日常業務のマネジメント

　看護職としての日常的な業務には，対象者への直接的な看護ケアの提供のほかにもさまざま業務がある。それらの日常的な業務を，適切に効率よく遂行するためには，1 人ひとりの看護職が割りあてられた業務をじょうずにマネジメントすることが必要である。

1　1 日の業務の組み立て方

　一勤務の業務の流れは，職場によってさまざまである。◎図 2-16 は，病院の一般病棟の業務の流れの例である。

　たとえば日勤では，定型業務として業務開始時の引き継ぎ，食事介助，午前中のバイタルサイン測定や処置，記録，昼食の配膳・食事介助，午後のバイタルサイン測定や処置，記録，そして業務終了時の引き継ぎという流れがある。この定型業務をふまえ，自分の受け持ち患者に提供するべきケアなどの割りあて業務を遂行し，交代で昼食・休憩をとり，必要に応じて報告を行いつつ，次の勤務者に引き継げるよう整理しながら業務を進めることが必要になる。

　ある勤務帯に割りあてられた業務は，① 当該部署での定型業務，② 受け持ち患者のスケジュール，そして，③ その日の自分（看護師）のスケジュールを調整しながら実施するものであるが，その業務のなかに 1 人ではできな

■NOTE
❶ ICD
　疾病および関連保健問題の国際統計分類 International statistical Classification of Diseases and related health problems の略。

1日の業務の流れ

時間	定型業務	勤務帯	時間	定型業務	勤務帯
0:00	引き継ぎ（申し送り） 巡回		13:00		
1:00	巡回		14:00	検温・処置・記録	日勤
2:00	巡回		15:00		
3:00	巡回		16:00	引き継ぎ（申し送り）	
4:00	巡回	深夜勤	17:00		
5:00	巡回		18:00	夕食配膳・食事介助等	
6:00	点灯・洗面介助等 検温・処置・記録		19:00	検温・処置・記録	
7:00			20:00	洗面介助等	準夜勤
8:00	朝食配膳・食事介助等 引き継ぎ（申し送り）		21:00	消灯	
9:00			22:00	巡回	
10:00	検温・処置・記録	日勤	23:00	巡回	
11:00			0:00	引き継ぎ（申し送り） 巡回	
12:00	昼食配膳・食事介助等				

日勤業務のTo Doリスト例

[患者A：安静度フリー，ADL自立]	[患者B：移動時見まもり必要]
・胃内視鏡検査（9時） ・シャワー浴（午後） ・医師との面談予定（17時）	・リハビリテーション（午前・午後）
[患者C：安静度フリー，ADL自立]	[患者D：ADLほぼ全介助]
・点滴指示あり（10時）	・体位変換（適宜）　・経腸栄養 ・褥瘡処置　　　　　・吸引（適宜）

日勤業務例

時間	定型業務	受け持ち患者へのケアなど
8:00	朝食配膳・食事介助等，引き継ぎ（申し送り）	患者へのあいさつ，状態確認，
		内視鏡検査前の確認と検査室への誘導
9:00		経腸栄養かたづけ，体位変換，吸引
		リハビリテーション室への移動見まもり
10:00	検温・処置・記録	点滴
		褥瘡処置，体位変換，吸引
11:00		体位変換，吸引
		リハビリテーション室からの移動見まもり
12:00	昼食配膳・食事介助等	体位変換，吸引，経腸栄養
		（昼休憩）
13:00		経腸栄養終了，体位変換，吸引
14:00	検温・処置・記録	体位変換，吸引
		シャワー浴確認
15:00		体位変換，吸引
		リハビリテーション室への移動見まもり
16:00	引き継ぎ（申し送り）	体位変換，吸引
		リハビリテーション室からの移動見まもり
17:00		医師との面談同席

○図2-16　1日の業務の流れと業務例

いものやほかの職員との調整が必要なものがあったり，業務が重なったりすることも多くある。

　そのため，ほかの看護師に協力を求めたり，連携や調整を行ったり，分担を行いながら，業務を組み立てる必要がある。ある勤務帯の業務を円滑に行うためには，決められた時間に実施しなければならないことや当日（勤務帯）中に実施するべきことなどを示した「To Do リスト」を作成して，タイムマネジメントを行い，スケジュールの作成や優先順位の決定などを適切に行う必要がある（●73ページ）。

2 優先順位の決定と多重課題への対応

　看護職としての業務では，同時に複数の対象者への対応を求められることも多く，それゆえ同時に複数の課題が重なる**多重課題**に対応しなければならない場面も多くなる。多重課題に対応するためには，限られた時間や切迫した状況のなかで，対象者の安全を配慮して，優先順位を判断し，行動することが求められる。

　優先順位の決定においては，**緊急度**と**重要度**を基準にすると判断がしやすい。緊急度・重要度がともに高いものは，最優先に行うものである（●図2-17）。次に優先順位が高いものは，緊急度が高いが重要度が低いもの，3番目は緊急度が低いが重要度が高いもの，最後は緊急度・重要度ともに低いもの，という順である。

　医療提供の場においては，対象者の生命や安全にかかわることが優先されることとなるが，実際には状況によって優先順位はかわるものであり，その状況における判断が求められる。つねに優先順位を考えながら業務を実施することが重要である。

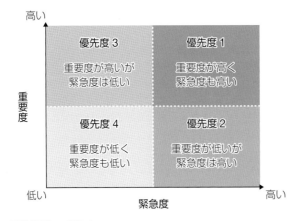

●図2-17　優先順位の考え方
優先度を考えるうえで，たとえば人工呼吸器のアラームは，患者の生命にかかわり重要度も緊急度も高いため，優先度1である。食後薬の与薬時に，別室の離床センサーからナースコールがあった場合は，緊急度の高さからナースコールが優先度2，食後薬の与薬が優先度3と考えられる。翌日や次の勤務帯までの準備などは優先度4といえる。

6　EBN/EBM/EBP・研究成果の活用

　看護職は，対象者によりよいケアを提供するために，科学的な根拠(エビデンス)のある成果を活用する必要がある。**EBM**(根拠に基づく医療 evidence-based medicine)と同様に，**EBN**(根拠に基づく看護 evidence-based nursing)の重要性も広く浸透しており，近年ではさらに**EBP**(根拠に基づく実践 evidence-based-practice)という言葉も使われるようになっている。医療・看護は日進月歩であり，つねに新しいエビデンスを確認し，実践に取り入れることが重要である。

　エビデンスに基づいた看護実践は，疑問をもつことからはじまる。「いま，提供しているケアはこれでよいのか，もっとよい方法はないのか」を考え，解決策を見つけていくことが EBN の営みであり，対象者の状態がなかなか

▶**表2-8　EBN のステップ**

① 患者の問題の定式化
② 問題についての情報収集
③ 発見されたこと，調査の結果をまとめる
④ 妥当性を評価する(結果の批判的吟味)
⑤ 現在ある知識と結合させる
⑥ 根元的な情報に到達する
⑦ 価値と結合させる
⑧ 意思決定を行う
⑨ 新しい方法を維持する

---

plus	**患者を対象とした看護研究における倫理的配慮**

　「看護職の倫理綱領」(日本看護協会，2021)は，「看護職は，研究や実践を通して，専門的知識・技術の創造と開発に努め，看護学の発展に寄与する」と明記している。実践の科学である看護の研究では，対象者へのケアを主題として研究を行うことが必要となる。つまり，看護研究を行うにあたり，研究の対象となる人の生命および個人の権利をまもり，尊重するという倫理的配慮が必要となる。そして，看護研究の遂行の前提として，適切な看護ケアの提供があることを忘れてはならない。

　一般的な倫理原則として，「善行(無害)，人間としての尊厳の尊重，誠実，公正，真実性，機密保持の倫理原則」[*1]をふまえる必要があるが，ここでは，とくに注意するべきこととして，① その研究はなんのために行うのか，看護ケアやケアの質向上に役だつのか，② 安全か，③ 対象者が研究参加を断りにくい立場にいることを十分に認識したうえで，本人の意思を確認

し，同意を得ているのか，④ 個人情報の取り扱いは適切か，つねに細心の注意をはらっているか，などをあげたい。

　看護を学ぶ学生であれば，自分の受け持った患者について症例検討を行うことで，学習を進めるとともに問題解決を行うことになる。臨床の看護職であれば，目の前の患者が多重課題をかかえているなど，標準的な看護計画の適用では十分ではないと判断されるとき，当然の業務として症例検討を行い，その問題解決に取り組む。症例検討は事例研究として整理することもできるが，研究としてまとめることを前提とする場合には，あらためて倫理的配慮について熟考することが必要となる。

*1 国際看護師協会編，日本看護協会訳：看護研究のための倫理指針. 2003.(http://www.nurse.or.jp/nursing/international/icn/definition/data/guiding.pdf)(参照 2023-09-30).

改善しないこと，それまでの知識ではわからないこと，解決できないことなどにぶつかったときに，EBN のステップを用いてその解決策を見つけるのである（○表2-8）。

　研究へのかかわり方は，研究の消費者となることから始まる。まずは，文献を検索し，選び出した文献が，「知りたいことに適合しているのか」「本当に確かな根拠となりうるのか」「目の前の対象者のケアとして使うことができるのか」などを吟味する必要がある。そのうえで，実際に使えそうであればそれを取り入れていくことが，よりよいケアの提供につながるのである。

参考文献
1. 石原哲編著：中小病院災害対策マニュアル．日本医療企画，1996.
2. エレイン L. コーエン・トニ G. セスタ著，矢野正子・菅田勝也訳：看護ケースマネジメント——クリティカルパスウェイと実践の評価．医学書院，1999.
3. 「看護管理」編集室編：リスクマネジメント読本．医学書院，2001.
4. 黒江ゆり子ほか訳：看護記録をマスターする——実践の質向上をめざして．医学書院，1998.
5. 厚生省健康政策局総務課監修：元気が出るインフォームド・コンセント．中央法規出版，1996.
6. コーン L. ほか編，医療ジャーナリスト協会訳：人は誰でも間違える——より安全な医療システムを目指して．日本評論社，2000.
7. 国立病院医療センター看護研究会編：看護基準．医学書院，1993.
8. 小林寛伊ほか：医療従事者の感染対策のための CDC ガイドライン．メディカ出版，1999.
9. ジェームズ リーズン著，塩見弘監訳：組織事故——起こるべくして起こる事故からの脱出．日科技連出版社，1999.
10. 砂原茂一：医者と患者と病院と．岩波書店，1983.
11. 寺本松野ほか：IC —自己決定を支える看護．日本看護協会出版会，1994.
12. 中山健夫：シェアード・ディシジョンメイキング（Shared Decision Making：SDM）の意義と可能性の検討．厚生労働科学研究費補助金（がん対策推進総合研究事業）分担研究報告書．2020.
13. 星野一正：インフォームド・コンセント——日本に馴染む六つの提言．丸善，1997.
14. Charles Vincent ほか著，安全学研究会訳：医療事故．ナカニシヤ出版，1998.
15. Craven R. F. ほか著，藤村龍子ほか監訳：基礎看護科学．医学書院，1996.
16. Elizabeth J. Mason 著，井部俊子ほか監訳：ナーシングスタンダード——看護基準の作成とケアの評価．医学書院，1988.
17. Kohn Linda T. et al.: To Err is Human. National Academies Press, 2000.
18. NHS England and NHS Improvement: Shared Decision Making Summary guide.（https://www.england.nhs.uk/wp-content/uploads/2019/01/shared-decision-making-summary-guide-v1.pdf）（参照 2023-06-30）
19. The Healthcare Infection Control Practices Advisory Committee: Guideline for Isolation Precautions: Preventing Transmission of Infectious Agents in Healthcare Settings. 2007.（https://www.cdc.gov/infectioncontrol/pdf/guidelines/isolation-guidelines-H.pdf）（参照 2023-06-30）

第 3 章

看護職としての
セルフマネジメント

本章の目標　□ 看護職として仕事を続けていくためのキャリア形成について理解し，考察する。
　　　　　　　□ 社会人になることと，タイムマネジメントについて理解する。
　　　　　　　□ 看護職として働くうえでの健康管理について理解する。
　　　　　　　□ ストレスマネジメントについて理解する。

　自立した1人の看護職になるためには，免許を得る前の学生の時期から，そして免許を得て働きはじめたあとも，さまざまな学習をしたり，経験をしたりすることが必要であり，1人ひとりが専門職としてのキャリアを考え，みずからをマネジメント(セルフマネジメント)することが求められる。
　本章では，1人の社会人として仕事を進めていく際に身につけておくべき知識を学ぶ。

A　看護職のキャリア形成

　看護職は職場領域が多岐にわたるため，そのキャリアのかたちもさまざまである。
　病院という医療提供施設に従事する看護師を例に考えると，そのキャリアは，臨床実践を行う看護師として熟練の道を目ざすものや，専門看護師や認定看護師などとして特定の分野に専門特化するもの，専門職者をまとめる管理者となるものに大別することができる。いずれのキャリアを選択する場合も，共通してマネジメントの技能が必要である(◉図3-1)。

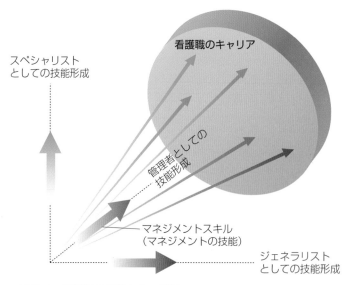

◉図3-1　看護職の技能とキャリア

1 キャリアディベロップメント

キャリア career とは，職業経験やその蓄積のことであり，仕事をしていくうえでつかんだ業務に関する知識・技能，対人関係を円滑に保ち，業務をスムーズに進めるコツやノウハウ，またはその経験である。キャリアは仕事の範囲を拡大したり，仕事における自己の位置づけ，職業的アイデンティティを確立したりするものである。

組織におけるキャリアディベロップメントは，組織への社会化の過程であり，組織に入り，適応し，組織内において自己を確立し，維持することである。キャリアディベロップメントは，**キャリア発達**や**キャリア開発**という概念で説明されることが多い。キャリア発達とは個人の視点から，みずからのキャリアの発達を述べるものであり，キャリア開発とは組織・経営・人事の立場から，組織の人々のキャリアを論じることである。

■キャリア発達理論

米国のキャリア研究者であるスーパー Super, D. E. は，個人のライフステージとキャリア発達を照らし合わせ，キャリアは生涯を通じて発達していくという前提で，キャリア発達を ① 成長 growth，② 探索 exploratory，③ 確立 establishment または発展 advancement，④ 維持 maintenance，⑤ 衰退 decline の5段階に整理した[1]。

[1] **第1段階：成長段階 growth stage【0～14歳】** 家庭や学校での経験を通して仕事に関する欲求が高まり，職業の世界に関心を寄せる。

[2] **第2段階：探索段階 exploratory stage【15～24歳】** 学校教育やレジャー活動，アルバイト，就職，転職などから，試行錯誤を伴う現実的な探索行動を通じて職業を選択する。

---

column　キャリアプランを考えよう

自分のキャリアプラン（キャリア計画）を考えたことがあるだろうか。看護学を学んでいる人たちは，その時点ですでに看護職としてのキャリアの第一歩をふみ出している。そして，国家試験に合格して免許を取得し，看護職として仕事に従事し，初任研修や継続研修を受けて，キャリアの発達を重ねていく。

では，看護職としてのキャリアについて，いろいろな将来像を考えてみよう。たとえば，臨床で看護師として看護を実践し，その後，特定の領域での臨床実践を重ねて特定領域の専門看護師となる。特定の領域に限定することなく，幅広い臨床実践の経験を重ねて熟練した看護師となる。もう少し先のこととして，管理者になることも目標になりうる。また，仕事だけではなく，結婚や親になるといったライフサイクルも念頭に入れることも必要である。

キャリアプランは自分の将来設計である。一社会人として，一職業人として，どのような生活を送っていくのか，どのようになりたいのかなどを考えることは，生活と仕事の充実，すなわち私生活のサイクルと仕事のサイクルを融合させ，社会人としてよりよい生活を送るのに役だつ。

1）Super, D. E.: *The psychology of careers: an introduction to vocational development.* Harper, 1957.

③**第3段階：試行期を経た確立段階** establishment stage【25〜44歳】
キャリアの初期として位置づけられ，現実の仕事を通して自分の適性や能力に対し試行錯誤を繰り返す。試行錯誤ののち職業的専門性は高まり，安定して昇進する。

④**第4段階：維持段階** maintenance stage【45〜64歳】　自分のキャリアを確立し，安定指向が高まり，リスクを避け，いまの状態を維持していこうとする。

⑤**第5段階：下降（衰退）段階** decline stage【65歳以降】　精神的にも肉体的にも職業生活から離れ，新しい役割を開発する。

　また，米国の心理学者シャイン Schein, E. H. は，キャリアの主要な段階として10段階を示した（●表3-1）。

　さらにシャインは，キャリアを選択する際にゆずれない最も大切な価値観や欲求を**キャリアアンカー**とよんだ。アンカーとは船の錨（いかり）であり，環境や状況の変化に流されずに意思決定をするための判断基準となる。●**表3-2**にキャリアアンカーの8つの分類を示す。

▌キャリアディベロップメントプログラム

　組織が必要とする人的資源を確保するために用意する人的資源開発や活用のプログラムを，キャリアディベロップメントプログラム career development program（CDP）とよぶ。CDPは同時に，人的資源開発のための組織の活動と個人の活動およびその調和のためのプログラムでもある。

　組織の活動とは人的資源開発に対する計画作成・実施・評価などであり，個人の活動とはキャリア計画の作成，キャリアの形成，自己評価などである。そして，組織と個人の調和は，それらの一連の過程における組織と個人のかかわり，評価と評価のフィードバック，コミュニケーションなどによってなりたつ。

●**表3-1　組織におけるキャリアの段階**

第1段階：成長，空想と探索をする
第2段階：教育と訓練を受ける
第3段階：組織成員となり，仕事を始める
第4段階：基礎訓練を受け，組織になじむ
第5段階：一人前の成員として認められ，仕事をまかされる
第6段階：終身雇用権（テニュア）を獲得し，長く成員でいられるようになる
第7段階：キャリアなかばの危機に自分を再評価する
第8段階：勢いを維持する，回復する，あるいはピークをこえる
第9段階：仕事から身を引きはじめる
第10段階：退職する

（エドガー H. シャイン著，金井嘉宏訳：キャリア・アンカー．白桃書房，2003による，一部改変）

●**表3-2　シャインのキャリアアンカー**

キャリアアンカー	内容の例
専門的・職能別コンピタンス	専門性や技能を追究する
全般管理コンピタンス	経営・管理職位を目ざす
自立・自律	自律的に働くことを大切にする
保障・安定	生活や仕事の安定を重視する
起業家的創造性	新しい組織やサービスの企画を望む
奉仕・社会貢献	人の役にたつことを大切にする
純粋な挑戦	困難への挑戦を重視する
生活様式	ワークライフバランスを重視する

（エドガー H. シャイン著，金井嘉宏訳：キャリア・アンカー．白桃書房，2003による，一部改変）

2　看護職の技能修得レベル

　看護職の技能の修得にはレベルがあり，このレベルは経験の長さだけに由来するものではない。

　1984年，看護学者のベナー Benner, P. S. は，米国の1,200名をこえるナースを対象として実施された調査により，看護職の技能修得レベルを5つに分け，初心者 Novice，新人 Advanced beginner，一人前 Competent，中堅 Proficient，達人 Expert と名づけた（⊙表3-3）。

　また，看護職の技能修得レベルは，一度獲得しても固定的ではなく，状況や場面により変化があることも明らかにされた。つまり，ある病棟において中堅としての技能を発揮することができる看護師でも，新しい病棟へ異動した直後などは，新しい人間関係，新しい状況，新しい場面などのため，それに適応できるまでは「一人前」や「新人」となることもあるとされている。

3　新人看護職員の臨床実践能力の向上

● **新人看護職員の臨床実践能力の向上に関する検討会**　2004（平成16）年3月，厚生労働省は「新人看護職員の臨床実践能力の向上に関する検討会」を設置し，新人のキャリア形成を円滑に進めるための方策を検討した。これは，医療安全の確保と看護の質の向上のため，効果的・効率的な新人看護職員研修を充実させ，普及するための一環としての新人看護職員研修の標準的な到達目標および指導指針についての検討である。

　この検討会の報告書には，新人看護職員をめぐる現状と課題をふまえて，新人看護職員研修到達目標および新人看護職員研修指導指針が示されている。
● **新人看護職員研修到達目標**　新人看護職員研修到達目標としては，看護

⊙**表3-3　ベナーの看護職の技能修得レベル（ドレイファスモデルの看護への適用）**

---

(1)初心者 Novice　状況に適切な対応をするための実践経験がなく，客観的で測定可能な，患者の状態をあらわす指標で状況を知る。どのようにすべきか導いてくれる原則を与えてもらう必要がある。

(2)新人 Advanced beginner　かろうじて及第点の業務をこなすことができるレベルであり，「繰り返し生じる重要な状況要素」に気づく，あるいは指導者に指摘されて気づくことができる程度に状況を経験したレベル。

(3)一人前 Competent　長期の目標や計画をふまえて自分の看護実践をとらえ始める。スピードや柔軟性にはまだ欠けるが，自分はある技能レベルに達しているという自信と，臨床での不測の事態に対応し，管理する能力をもっている。

(4)中堅 Proficient　状況を局面の視点ではなく，全体としてとらえ，格率*に導かれて実践を行っている。

(5)達人 Expert　自分の状況把握を適切な行動に結びつけるのに，部分的な原則（規則，ガイドライン，格率*）には頼らない。1つひとつの状況を直感的に把握して正確な問題領域に的をしぼる。

＊格率：行為の規準，行動の原則。
（パトリシア ベナー著，井部俊子監訳：ベナー看護論──初心者から達人へ，新訳版．医学書院，2005をもとに作成）

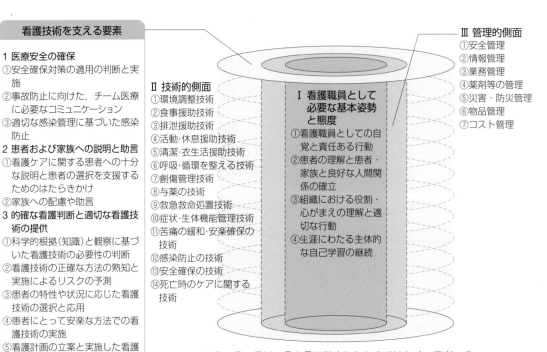

看護技術を支える要素

1 医療安全の確保
①安全確保対策の適用の判断と実施
②事故防止に向けた，チーム医療に必要なコミュニケーション
③適切な感染管理に基づいた感染防止

2 患者および家族への説明と助言
①看護ケアに関する患者への十分な説明と患者の選択を支援するためのはたらきかけ
②家族への配慮や助言

3 的確な看護判断と適切な看護技術の提供
①科学的根拠（知識）と観察に基づいた看護技術の必要性の判断
②看護技術の正確な方法の熟知と実施によるリスクの予測
③患者の特性や状況に応じた看護技術の選択と応用
④患者にとって安楽な方法での看護技術の実施
⑤看護計画の立案と実施した看護ケアの正確な記録と評価

Ⅱ 技術的側面
①環境調整技術
②食事援助技術
③排泄援助技術
④活動・休息援助技術
⑤清潔・衣生活援助技術
⑥呼吸・循環を整える技術
⑦創傷管理技術
⑧与薬の技術
⑨救急救命処置技術
⑩症状・生体機能管理技術
⑪苦痛の緩和・安楽確保の技術
⑫感染防止の技術
⑬安全確保の技術
⑭死亡時のケアに関する技術

Ⅰ 看護職員として必要な基本姿勢と態度
①看護職員としての自覚と責任ある行動
②患者の理解と患者・家族と良好な人間関係の確立
③組織における役割・心がまえの理解と適切な行動
④生涯にわたる主体的な自己学習の継続

Ⅲ 管理的側面
①安全管理
②情報管理
③業務管理
④薬剤等の管理
⑤災害・防災管理
⑥物品管理
⑦コスト管理

※Ⅰ，Ⅱ，Ⅲは，それぞれ独立したものではなく，患者への看護ケアを通して統合されるべきものである。

◉**図 3-2　臨床実践能力の構造**
（厚生労働省：新人看護職員研修ガイドライン改訂版．2014〈http://www.mhlw.go.jp/stf/seisakunitsuite/unya/0000049578.html〉〈参照 2023-06-30〉による，一部改変）

職員として必要な姿勢・態度および新人看護職員が卒後 1 年間に修得すべき知識・技術の目標が提示された（◉図 3-2）。到達目標は 3 つの要素に分けて示されている。ただし，これらは臨床実践の場で統合されるべきものである。
● **新人看護職員研修ガイドライン**　2009（平成 21）年に「保健師助産師看護師法」および「看護師等の人材確保の促進に関する法律」が改正されたことで，新人看護職員の臨床研修などが努力義務化された。これを受けて「新人看護職員研修に関する検討会」が行われ，2011（平成 23）年に「新人看護職員研修ガイドライン」が策定された（その後 2014 年に改訂）。このガイドラインには，先述の新人看護職員研修到達目標に加え，臨床実践能力を高めるための新人看護職員研修の実施内容や方法，研修体制などが示されている。

4 キャリアラダー

　キャリアアップの道筋と，そのための能力開発の機会を提供するしくみの 1 つに，**キャリアラダー** career ladder がある。キャリアラダーは，キャリアアップのためのはしご（ラダー）を意味し，その職務に必要なスキルをいくつかの段階に区分して，段階的にステップアップするものである。看護職の場合，臨床実践能力に焦点をあてて，**クリニカルラダー** clinical ladder とよぶことも多い。

column　新人看護職員として働くあなたへ

本文で示した「新人看護職員研修ガイドライン」をふまえ，これから看護職員になる人に知っておいてほしい7つの点をあげる。

①ガイドラインの内容を知ろう（ガイドラインの活用）

「新人看護職員研修ガイドライン」は，新人看護職員を迎えるすべての機関で，新人看護職員が基本的な臨床実践能力を獲得するための研修を実施する体制を整備するための手引きである。看護職員だけでなく，全職員が新人看護職員を支援し，ともに支えあい，成長することを目ざしている。

②看護管理者や実地指導者（プリセプターなど）からどのように学ぶかを知ろう

学生のときとは違い，看護職になったらその日から，あなたはあなたの仕事をするために学ぶ。与えられた仕事をする責任は，あなたにある。したがって，あなたが知らないことはあなたからたずねなければならない。なにを学ぶかはガイドラインに示されている。

新人看護職員研修では，実地指導者があなたの学習をたすけてくれる。獲得すべき能力の項目はたくさんあるので，なにをいつ経験し学習するかについて実地指導者が支援してくれる。

そして，実地指導者や先輩たちがあなたの学習のお手本（役割モデル）となる。実地指導者や諸先輩から学ぶものは技術だけではない。仕事の仕方，患者，家族，管理者や他職種などとの付き合い方，社会人・職業人としての心構え，価値観など，先輩の後ろ姿をみながら貪欲に学んでもらいたい。

あなたが学習や経験することは，すべてあなたの仕事をするためのものである。そうして少しずつあなたが果たすべき仕事を獲得していく。

③チームの一員としての役割を獲得しよう

仕事についたその日から，あなたはチームの一員となる。どのようにしてチームの一員になっていったらよいのだろうか。まずは，あなたの所属する部署の管理者，実地指導者，同僚，医師，その他の人たちの名前を覚えよう。あなたは学校からきている実習生ではないし，もうその部署の一員なのだからお客様ではない。あなたのユニット，その部署の管理者，実地指導者を前向きにとらえてよう。そして，あなたをたすけてくれる人をさがそう。同僚でも，先輩でも誰でもいい。あなたはチームにとって大切な1人だ。

④患者，家族，医師などの他職種とどのように付き合うかを知ろう（コミュニケーション）

あなたがその部署の一員として仕事をしていくために，患者，家族，医師などの他職種とどのように付き合うかを学ぼう。実地指導者やあなたの先輩たちがモデルとなる。

⑤所属部署のインフォーマルなルール，習慣などを学ぼう

あなたの所属する部署には，その部署独自のルールや習慣などがある。それらは必ずしも明文化されているわけではない。あなたは仕事の経験を積むなかで，所属部署のインフォーマルなルールや習慣を学びとっていく必要がある。

⑥教えられじょうずになろう

職場には，あなたをチームの新たな一員としてあたたかく迎え，見まもってくれる先輩たちがたくさんいる。先輩たちは，けっしてあなたをチェックしているのではない。心配しているのだ。一方で，がんばっているあなたの行動を引き出すために，黙って見つめながら待っていることも多い。なので，困ったこと，わからないことがあったら，どんどん先輩たちにたすけを求めてほしい。わからないことを「わからない」といえることはとても大切だ。また，「なにがわからないかがわからなくて困っている」「たすけが欲しい」といったサインを伝えることも大切である。社会人になったのだから，自分で調べて考えることも忘れてはいけないが，じょうずにたすけを求め，教えられじょうずになることが必要である。

「忙しいそうで声をかけられない」「こんなことを聞いていいのかわからない」「怒られるかも」など，いろいろな考えがよぎるはずだ。聞いていいタイミングを覚えること，どの程度聞いていいのか，どの程度は自分で調べる必要があるのかなど，「人にじょうずに教えてもらうこと」にも，経験と学習が必要となる。

いろいろなことを怖れずに，1つずつ経験を重ねていってほしい。

⑦あなたのキャリアを次のステージにステップアップすることを忘れないで（社会化していくプロセス）

最初の1年はあっという間に過ぎていくだろう。そのなかでも，自分の健康管理と仕事を続けるための環境を整えていってもらいたい。1年が過ぎたら，あなたは確実に新人看護職員ではなくなる。あなたのキャリアはセカンドステージへとステップアップしていくのだ。

　実際には各組織においてそれぞれのラダーを作成して用いており，その組織が考える看護職像が反映されている。看護職としてのキャリアアップのために，キャリアラダーは有用である。

B　看護専門職としての成長

1　社会化

● **社会の一員となる過程**　**社会化** socialization とは，一般に，「個人が他者との相互作用のなかで，彼が生活する社会，あるいは将来生活しようとする社会に，適切に参加することが可能になるような価値や知識や技能や行動などを習得する過程」と定義されている[1]。たとえば，学生が卒業後に就職し，労働の対価としての報酬を得て，責任ある1人の社会人として生活を始める，このような過程が社会化である。

　社会化には，組織社会化と職業的社会化という下位概念がある。

　①**組織社会化**　「組織への参入者が組織の一員となるために，組織の規範・価値観・行動様式を受け入れ，職務遂行に必要な技能を習得し，組織に適応していく過程」である[2]。

　②**職業的社会化**　「人々がさまざまな職業に固有の価値・態度や知識・技能を，職業につく前に，あるいは職業につくことにより内面化していく累積的な過程」である[3]。

● **社会人基礎力**　経済産業省は，職場や地域社会で多様な人々と仕事をしていくために必要な基礎的な力として**社会人基礎力**を提唱した[4]。社会人基礎力は「前に踏み出す力」「考え抜く力」「チームで働く力」の3つの能力，

---

plus	リアリティショック

　個人がはじめて仕事につくときは，職場に入る前の期待と現実のさまざまなギャップ（隔たり，ズレ）に直面する。ここから生じるショックをリアリティショックという。

　看護職の場合，社会人になる前に，看護基礎教育課程において臨地実習で看護の仕事にふれており，まったく知らない仕事につくわけではない。しかし実際には，新入職者のリアリティショックが課題としてあげ

られることが多い。

　看護職が直面するリアリティショックは，① 医療専門職としてのイメージとのギャップ，② 理想とする医療・看護とのギャップ，③ 受けた教育とのギャップ，④ 組織・職場に対する期待とのギャップ，そして，⑤ 思いのほかなにもできない自分に直面する自己イメージとのギャップなどにより生じる。

1）森岡清美ほか編：新社会学辞典．p.596，有斐閣，1993．
2）高橋弘司：組織社会化研究をめぐる諸問題．経営行動科学 8(1)：2，1993．
3）森岡清美ほか編：新社会学辞典．p.753，有斐閣，1993．
4）経済産業省：社会人基礎力．(https://www.meti.go.jp/policy/kisoryoku/)（参照 2023-06-30）

12の能力要素から構成されている。これらの能力は看護職にとっても，当然重要であり，看護職として組織社会化・職業的社会化するために不可欠なものである。

2 タイムマネジメント

　学生として看護を学ぶ段階においても，予習・復習やレポートの提出期限に追われたり，遊んだり，一個人としてさまざまな時間を過ごしている。そこから看護職として働きはじめるようになると，労働者としての時間を過ごすことになる。決められた時間をまもり，限られた時間のなかで適切に業務を行うことが求められる。

　これは，労働者の時間は組織の資源であるためであり，業務のために効率的な時間の使い方を習得する必要がある。つまり，看護学生から看護職への移行，すなわち社会化をするためには，**タイムマネジメント**の考え方が不可欠である。

　ここではタイムマネジメントの要素として，スケジューリング，時間の節約，時間の増大について概説する。

● **スケジューリング**　スケジューリングとは，仕事の円滑な遂行のために仕事の割りふりを計画することである。スケジューリングのためには，まず仕事の特定，つまり，自分がやらなくてはならない仕事を明らかにする必要がある。そのうえで，それらの仕事を，所要時間や優先順位，期限，効率性などを考慮しながら行う必要がある。　決められた時間に実施しなければならないことや当日（勤務帯）中に実施するべきことなどを示した「To Do リスト」の作成は，その方法のひとつである（⊙61ページ）。

● **時間の節約**　時間の節約方法は，仕事を区別し，むだな時間を排除することである。仕事の区別は，重要でない仕事，緊急性の低い仕事，自分がやらなくてもよい仕事，二度手間となっている仕事などを認識することから可能になる。むだな時間を排除するには，すぐやること，じゃまを入れないこと，日ごろから整理整頓しておくこと，単純な作業にすることなどが肝要である。

● **時間の増大**　時間の増大は，①時間を有効活用すること，②他者の時間をもらうこと，③埋もれた時間を活用することなどにより可能となる。

　①**時間の有効活用**　時間の有効活用のためには，自分が使える時間の限界を知ることや他者に時間を盗まれないようにすることが必要である。

　②**他者の時間をもらう**　他者の時間をもらうとは，たとえば，アルバイトを雇って仕事を依頼し，他者の時間を買うことや，他者に仕事をまかせて（権限移譲，権限委譲❶），その仕事をしなければならなかった自分の時間を確保することである。

　③**埋もれた時間の活用**　埋もれた時間の活用とは，待ち時間や移動時間を有効に活用することである。通学・通勤時間の電車待ちや電車のなかで本を読んだり，考えごとをしたりすることは，時間の有効活用につながる。

NOTE

❶権限移譲，権限委譲

　仕事上の権限をもつ者が，その仕事を責任とともにほかの個人へ移行させることをいう。立場が対等の者へ移行させる場合に「移譲」，立場が下の者へ移行させる場合に「委譲」が用いられる。

C 健康管理

　健康管理は，労働者として基本的なことである❶。病院および有床診療所に従事する看護職を対象とした大規模調査によれば，自覚的な健康度について，「健康である」19.3％，「まあまあ健康である」64.7％であった[1]。一方，同調査において，心身の症状として自覚症状がある項目は，「肩こり」70.0％，「疲れ目」54.6％，「腰痛」53.1％，「頭痛」52.4％が上位にあげられ，「特に自覚症状はない」は6.5％であった。

　看護職の労働は，専門職としての知識や技術を要求され，身体的にも精神的にも負荷がかかる。まずは，看護職の労働として不可欠なシフトワークについて理解する必要がある。

● **シフトワーク** シフトワークとは，職場の業務の稼働を継続させるために，一定の時間で労働者を交代させ，労働者は，日ごとあるいは一定期間ごとに異なる時間帯の勤務を行うことをいう。看護職は，おもに入院患者にケアを提供するために，シフトワークが不可欠であり，3交代制や2交代制などを行っている（◯106ページ）。

▭NOTE
❶労働者が自身の健康管理に関して注意をはらう義務を「自己保健義務」という。「労働安全衛生法」（第4条）には「労働者は，労働災害を防止するため必要な事項を守るほか，事業者その他の関係者が実施する労働災害の防止に関する措置に協力するように努めなければならない」と明記されている。

---

plus 　**日本看護協会による勤務編成の基準**

　日本看護協会は，夜勤・交代制勤務による健康・安全・生活への影響を少なくする観点から，夜勤・交代制勤務に関する「勤務編成の基準」11項目を提案している（◯表）。

◯**表　夜勤・交代制勤務に関する勤務編成の基準**

項目		基準
基準1	勤務間隔	勤務と勤務の間隔は11時間以上あける。
基準2	勤務の拘束時間	勤務の拘束時間は13時間以内とする。
基準3	夜勤回数	夜勤回数は，3交代制勤務は月8回以内を基本とし，それ以外の交代制勤務は労働時間などに応じた回数とする。
基準4	夜勤の連続回数	夜勤の連続回数は，2連続（2回）までとする。
基準5	連続勤務日数	連続勤務日数は5日以内とする。
基準6	休憩時間	休憩時間は，夜勤の途中で1時間以上，日勤時は労働時間の長さと労働負荷に応じた時間数を確保する。
基準7	夜勤時の仮眠	夜勤の途中で連続した仮眠時間を設定する。
基準8	夜勤後の休息（休日を含む）	夜勤後の休息について，2回連続夜勤後にはおおむね48時間以上を確保する。1回の夜勤後についてもおおむね24時間以上を確保することが望ましい。
基準9	週末の連続休日	少なくとも1か月に1回は土曜・日曜ともに前後に夜勤のない休日をつくる。
基準10	交代の方向	交代の方向は正循環の交代周期とする。
基準11	早出の始業時刻	夜勤・交代制勤務者の早出の始業時刻は7時より前を避ける。

（日本看護協会：看護職の夜勤・交代制勤務に関するガイドライン．p.34，2013）

　1）日本看護協会：2019年 病院および有床診療所における看護実態調査 報告書．日本看護協会，2020.

　シフトワークが労働者におよぼす影響として，身体的な自覚症状や起床時の疲労感やストレスが高くなることがある。シフトワークは古くからさまざまな産業で行われているが，1970年代以降にサービス業の業務の24時間化が増えたことで，多くの夜勤交代勤務研究が行われた。現在では，看護職の夜勤・交代勤務に関するガイドライン[1]も公表されている。みずからの健康管理のためにも，じょうずにシフトワークに従事する方法を習得する必要がある。

● **睡眠**　シフトワークによって睡眠時間帯が変化すると，睡眠障害をはじめとして，さまざまな精神・身体機能の変調をきたすことがある。通常，体温やホルモン分泌などの身体の基本的な機能は約24時間周期のサーカディアンリズム（概日リズム）をもつが，シフトワークにより，睡眠・覚醒リズムとサーカディアンリズムが同調しにくくなり，睡眠障害や持続性疲労などの健康上の自覚症状が出現する。

　じょうずにシフトワークに従事するためには，適切かつ十分な睡眠をとることが推奨されており，起床時に光を浴びる，就寝前に光を浴びない，食事の時間や内容を工夫するなどにより，適切な睡眠をとることが重要である。

D　ストレスマネジメント

1　ストレス

　ストレス stress は，身体に課せられた要求に対する非特定の身体の反応であり，心身の適応能力を要求される外的圧力やそれによっておこる心身のゆがみである。

plus	**感情労働**

　感情労働とは，感情が労働内容の不可欠な要素であり，かつ適切・不適切な感情がルール化されている労働のことをいう[*1]。看護は対人援助であり，目の前にいる対象者に安心や安楽を提供するために，自分自身の感情をコントロールすることが望ましいこととして求められる。このような感情労働は，労働者の心理的側面になんらかの影響を及ぼすものであり，ストレスにもなりうるものである。
　感情労働で問題となるのは，自分の内面の自然な感情と，つくられた感情表出とのズレに対して感じる違和感や嫌悪感である。

*1 パム スミス著，武井麻子・前田泰樹監訳：感情労働としての看護. ゆみる出版，2000.

1）日本看護協会：看護職の夜勤・交代制勤務に関するガイドライン. 2013.（https://www.nurse.or.jp/nursing/shuroanzen/yakinkotai/guideline/index.html）（参照 2023-10-10）

　ストレスは職業場面も含め，あらゆる生活場面で発生する日常的なものであり，適度なストレスは生体の維持に不可欠である。しかし，ストレスが強すぎれば，個体の適応能力の範囲をこえて問題を生じることになる。

● **ストレスに対する反応の徴候**　人のストレスに対する反応の徴候として，情緒的徴候・行動的徴候・言語的徴候・身体的徴候がある（●表3-4）。

● **バーンアウト**　対人援助（ヒューマンサービス）を仕事とする看護職には，日常的な個人のストレスのほかに，職務の内容そのものによるストレスと，人間関係によるストレスがかかる。とくに，持続的で過度に受けたストレスに対処できなくなり，意欲が減退し，心身ともに燃えつきたようにはたらかなくなる状態を**バーンアウト**（**燃えつき症候群** burnout syndrome）という[1]。バーンアウトは，医療や福祉，教育などのヒューマンサービスに携わる職種に多発しているといわれている。

●表3-4　ストレスの徴候

情緒的徴候	イライラする，不機嫌，意思疎通困難，憂うつ，不安，過度の不合理な恐れや懸念，混乱と不安，激しい泣き叫び，笑い，おしゃべり，やる気や目的の喪失，アパシー（無気力），無関心，さまざまな神経症的行動の発生，恐怖症
行動的徴候	遅刻，時間が気になる，気がせく，四六時中のトラブル，他者を無視する，引きこもる，衝動的で落ち着きのない行動，過度の喫煙・飲酒，突然倒れる，不適切な行動，自己罰的行動
言語的徴候	論争的，攻撃的，自己破壊的，操作的，支配的，横柄，うそをつく，ごまかす，事象間の関連が理解できない，観点を失う
身体的徴候	消化不良，下痢，吐きけ・嘔吐，便秘，頻尿，頭痛，首のこり，一般的な痛み，めまい，歯ぎしり，拳を固める，不眠，悪夢，動悸，呼吸の変化，皮膚の病気（がさつき），発汗，身ぶるい，性機能障害，免疫能の低下，疲労困憊，活気の低下

plus	**レジリエンス**

　新人看護職員には，新しい環境への適応や人間関係の構築，技術の習得など，多くのストレスが加わる。こうしたストレスをうまく受け流したり，ショックを受けても心折れずに立ち直ったりする力はレジリエンスとよばれる。レジリエンスは「復元力」「しなやかさ（弾性）」といった意味をもつ。

　たいへんな状況のときは，つらいことばかり，できないことばかりを考えてしまう。そんなときは少しでも，自分ができたこと，よかったことを見つけて，がんばった自分を認めてみてほしい。自分の役割があること，期待どおりに成果が上げられたこと，誰かに「ありがとう」と言われたことなどをふり返ると，うれしい気持ちがわいてこないだろうか。へこたれない心をもって，しなやかに生きよう。

1）田尾雅夫：組織の心理学（有斐閣ブックス），新版. p.74，有斐閣，1999.

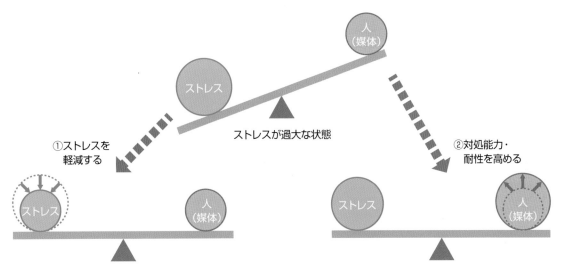

ストレスが過大な状態

①ストレスを
軽減する

②対処能力・
耐性を高める

バランスがとれた状態

▶**図 3-3　ストレスのコントロールとバランス**

2　個人のストレスマネジメント

● **ストレスと「付き合う」**　日常生活において，ストレスがまったくない
環境はない。心身ともに健康な状態で仕事を続けるためには，ストレスと
じょうずに付き合うことを覚えることが必要となる。
　ストレスマネジメントの方法は，大別すると 2 つある。1 つはストレスと
なる原因を少なくしたり取り除いたりすることであり，もう 1 つはストレス
に対する耐性を高めて対処能力を向上させることである（▶図 3-3）。
● **ストレスの徴候に気づく**　個人のストレスマネジメントの第一歩は，ま
ずストレスの徴候に自分自身で気づくことである。自分のストレス状態に気
づくことで，はじめてその対処法を考え，対処することができるようになる。
　なお，ストレスはそれを受ける人によって，その反応がかわる。同じスト
レスを与えても，なにも感じない人もいれば，強い衝撃を受けて憂うつにな
り，ストレスを消化できない人もいる。自分がどのような種類のストレスに
弱いかを知っておくことも有効である。
● **ストレスへの対処**　では，ストレスの徴候に気づいたらどうすればよい
のだろうか。ストレスの根本的な対処法は，ストレスの原因を明確にし，ス
トレスとなる原因を取り去ることである。これには問題解決の手法と同様の
考え方が適応できる。
　ただし，実際にはストレスの原因を除去することは困難な場合が多い。そ
のため，ストレスから逃れる時間や空間をつくりリラックスすること，スト
レスに対する発想を転換することなどの代替策が用いられることが多い。

参考文献

1. 上泉和子・鄭佳紅：基礎教育と臨床現場をつなぐガイドライン．坂本すが編：新人看護職員研修の手引き──ガイドラインを活用した研修の実際．日本看護協会出版会，2011．
2. 厚生労働省：新人看護職員研修ガイドライン，改訂版．2014．
3. 田尾雅夫：組織の心理学（有斐閣ブックス），新版．有斐閣，1999．
4. 高橋弘司：組織社会化研究をめぐる諸問題．経営行動科学 8(1)，1993．
5. パトリシア ベナー著，井部俊子監訳：ベナー看護論──初心者から達人へ，新訳版．医学書院，2005．
6. パム スミス著，武井麻子・前田泰樹監訳：感情労働としての看護．ゆみる出版，2000．
7. 本橋豊：シフトワークとサーカディアンリズム．治療学 28(5)：543-546，1994．
8. 森岡清美ほか編：新社会学辞典．有斐閣，1993．
9. D. E. スーパー著，日本職業指導学会訳：職業生活の心理学──職業経歴と職業的発達．誠信書房，1960．
10. Kramer, M.: *Reality Shock: why nurses leave nursing.* Mosby, 1974.
11. Super, D. E.: *The psychology of careers: an introduction to vocational development.* Harper, 1957.

第 **4** 章

看護サービスのマネジメント

□ 看護サービスのマネジメントの対象と範囲について，マネジメントサイクルと関連して理解する。
□ 組織をマネジメントするにあたり，理念と現状分析の必要性を理解し，看護の組織化とのかかわりを理解する。
□ 看護サービス提供のためのしくみについて理解する。
□ 人材のマネジメントについて理解する。
□ 施設・設備環境および物品のマネジメントについて理解する。
□ 組織におけるリスクマネジメントについて理解する。
□ サービスの評価について，どのような視点があるのかを理解する。

A　組織としての看護サービスのマネジメント

　看護サービスは1人の看護職のみで完結するものではなく，とくに病院では多くの場合，複数の看護職がチームとして，あるいは交代制によってサービスを提供している。したがって，継続的で一貫性のある看護サービスを提供するためには，サービスの提供を担当する人々の組織(看護部門)としての運営が必要となる。

　また，看護サービスを提供する看護職が就業する場はさまざまであり，病院・診療所・助産所などの医療施設，高齢者施設などの福祉施設，訪問看護ステーション，さらには健康の保持・増進を目的としたサービスを提供する保健所・保健センターなどもある。

　このような，多岐にわたる職種・職場・就業形態において，業務をよりよく，円滑に行うためのしくみが**看護サービスのマネジメント**である。

　看護サービスのマネジメントとは，組織の目標を達成するために，組織の管理者として，人員をはじめとするさまざまな資源を調整・統制することを通じて，看護サービスの提供に責任をもつことである。これは看護管理者によって行われる一連の活動で，いわゆる看護管理とよばれていたものであり，患者対看護師の1つひとつの「ケア」を，組織的な「看護サービス」としてマネジメントすることである。

1　サービスとは

　サービスとは，人間や組織体になんらかの効用をもたらす「人」による活動であり，市場で取り引きの対象となる活動である[1]。サービスは，① 形がなく(無形性)，② 提供すると同時に対象者に供給・消費され(生産と消費の同時性)，③ 対象者や状況により変化を伴い生産され(顧客との共同生産性)，

---

1) 近藤隆雄：サービスマネジメント入門. p.26, 生産性出版, 2000.

④ 結果のみでなく過程も同等かそれ以上に評価される(結果と過程の等価的重要性)ことが特徴である。

● **看護サービス**　看護サービスも，これらの特徴を十分にもっている。看護職の提供するサービスは，① 形がなく，② 提供と同時に消費される。また，看護技術の基本は存在するが，③ 看護職の提供する具体的なサービスは対象者の状態によって変化し，日々連続して提供・消費されつづける。1時点の，1回のサービスだけが，その結果(たとえば病気の治癒)につながるのではなく，④ その過程も結果と同等に重要なものである。

　看護サービスは，直接対象者に提供される具体的ケアだけではなく，提供の準備段階などにある目に見えないサービスをふまえて成立している。目に見えないサービスは，評価の対象となりにくいばかりか，良好な(トラブルのない)状態が保持できてあたりまえと誤解されやすい。そして，良好な状態を保っているときには目につかない小さなミスでも，トラブルの発生によって目につくようになり，それまでのすべてのサービスを否定してしまうほどの悪影響を及ぼすこともある。円滑なサービスを提供するには，対象者への直接的な影響だけではなく，その過程も同じように重要であり，サービスにはマネジメントが不可欠である。

2　看護サービスのマネジメントの対象と範囲

　看護サービスのマネジメントの目的は，組織の理想とする看護サービスの提供であり，それを効果的・効率的に行うことである。

● **人的・物的・財的資源の管理**　マネジメントのおもな対象は，経営資源である ① 人的資源，② 物的資源，③ 財的資源の3つである(◐150ページ)。円滑なマネジメントを行うためには，これらそれぞれの管理において，Plan(計画)― Do(実行)― Check(確認)― Action(処置・改善)のマネジメントサイクルを繰り返すことが必要である(◐表4-1)。

　たとえば，① 人的資源管理においては，組織構成や人的資源計画をもとに，人材フローの管理，その確認，処置・改善を繰り返す。② 物的資源管理においては，施設の環境設計をもとに，施設環境の運用，設備・備品などの管理システムの運用を行い，その確認，処置・改善を繰り返す。③ 財的資源管理は，予算編成に始まり，適正な財務管理，その確認，処置・改善を繰り返す。

　そして，看護サービスの管理においては，看護サービスの理念をもとに，看護サービス提供システムの運用を行い，その確認，処置・改善を繰り返す。

● **その他の資源の管理**　また，情報や知識・技術，時間もサービス提供のための資源であり，これらの管理はどの領域にも強く関係している。すべての活動において情報，知識・技術，時間は不可欠であり，これらを有効に，効率的にマネジメントすることが必要である。

○表4-1　看護サービスのマネジメントの対象

	人的資源管理	物的資源管理	財的資源管理		看護サービス
Plan	・組織構成 ・人的資源計画	・施設の環境設計	・予算編成	⇨	・看護サービスの理念創造
Do	・人材フローの管理 ・採用・解雇 ・配置 ・昇進・昇格 ・教育・訓練 ・キャリア開発 ・報酬 ・福利厚生	・施設環境の運用 ・設備管理システムの運用 ・物品管理システムの運用 ・医療用機器・医療用材料の管理 ・薬物などの管理	・適正な執行 ・収支管理	⇨	・看護サービス提供システムの運用 ・サービス提供方式 ・勤務体制 ・安全管理 ・危機管理 ・情報システムの運用 ・守秘義務の遵守
Check	・計画と実践との差異の確認	・計画と実践との差異の確認	・計画と実践との差異の確認	⇨	・計画と実践との差異の確認 ・環境分析 ・現状分析
Action	・継続または問題点の発見 ・改善方法の検討	・継続または問題点の発見 ・改善方法の検討	・継続または問題点の発見 ・改善方法の検討	⇨	・継続または問題点の発見 ・改善方法の検討

B　組織としての目的達成のマネジメント

　マネジメントの課題として，組織としての目的達成のためのマネジメントをすることがあげられる。具体的には，理念の形成・浸透のために，いつ・どこで・誰が・なにを・どのようにするかを計画し，組織化することである。

● **看護職と組織**　看護職の最も身近な組織は病院であり，看護職として就業する者の約6割が病院で就業している。そこで，ここからはおもに病院組織を例に取り上げていく。

1　理念の形成と浸透

　組織の理念は，**使命** mission，**信条** value，**展望** vision の側面から表現されることが多い。使命はほかとの差別化をはかり，組織の存在意義を明示するもので，信条は組織の価値観をあらわし，展望は組織の方向性を示すものである。

　理念は，組織内の価値基準を明確にし，意思決定の判断基準となるものである。また，職場内の各種マニュアルや規程などの文書や規則の源泉となるものでもある。

　看護部門の理念や，看護サービス提供のための理念は，「対象者にどのようなサービスをどのように提供するか」を示すものである。職員1人ひとりが所属する組織の理念を念頭において職務に従事することが，組織の目的である質の高い看護サービスの提供につながるのである。

○表4-2　看護部の理念の例

A 病院　看護部の理念	B 病院　看護部の理念
1. 看護部は，病院の掲げる研究，教育，診療の精神に基づき，ゆたかな人間性と高度な知識・技術をもって，患者および患者を取り巻く人々の健康レベルの向上を目ざし，社会の要請に応じた看護を提供する 2. 専門職者としてつねに自己研鑽を積み，看護の発展に寄与する 3. 患者を中心に総合した医療が行われるよう，他部門と共同する	1. 私は，明朗で「ゆたかな感性」をもち，人にやさしくします。 1. 私は，患者様のことを真剣に考え，「私の手で」看護をなしとげます。 1. 私は，「看護の専門性」を高めるための学習をします。 1. 私は，「B病院の看護を担っている」という自覚をもち，責任を果たします。 1. 私は，「地域住民の健康教育」に目を向けていきます。

　組織は，その組織がなにを目ざし，どのような目的で，どのように活動するかを明らかにし，円滑な組織の運営のために，方針を決定する。それを成文化し，職員へ周知徹底することが重要である。

　理念の例として，ある病院の看護部が掲げている理念を○表4-2 に示す。

2　現状分析・情報収集

　看護サービスを提供することは，すなわち対象者のニーズに対応することである。しかし，要求される内容は，看護を取り巻く環境や対象者によって異なる。

　たとえば，現在の医療ニーズの中心的課題である，高齢者への医療・福祉の提供に関する課題は，30年前にはまだ大きな問題ではなかった。こうしたヘルスケアニーズの変化により，医療システム，保険制度，治療法，看護ケアの内容や，看護職の教育システムまでもが影響される。そこで，どのようなヘルスケアニーズをもった人々がいるのか，そしてそのニーズを満たすためにどのようなサービスを求められているのか，などをよくアセスメントすることが必要である。

　アセスメントにあたっては，まず現状分析が必要になる。現状分析には，**外部環境要因**と**内部環境要因**に関する情報を用いる（○図4-1）。

● **外部環境要因**　外部環境要因は，立地条件と需要形態の2点から分析される。つまり，地域の産業，交通の状況，周辺住民の性・年齢構成，社会行動，生活習慣や，地域内の他病院の状況などから，対象者の集団や対象者集団が求めるケアのニーズを知ることができる。たとえば，高齢者の少ない，核家族を中心とする新興住宅地では，高齢者ケアのニーズは高くないはずである。

● **内部環境要因**　内部環境要因は，病院組織内の人的・物的・財的資源の状態である。経営主体，施設の種類，診療機能，規模などにより，その組織の提供できるサービスの内容は左右される。看護サービスは，病院組織全体のサービスの一部であるため，これらすべての情報をふまえて看護サービスのアセスメントをすることが必要となる。

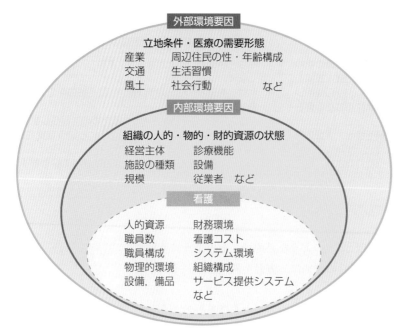

外部環境要因

立地条件・医療の需要形態
産業　　　周辺住民の性・年齢構成
交通　　　生活習慣
風土　　　社会行動　　　　など

内部環境要因

組織の人的・物的・財的資源の状態
経営主体　　診療機能
施設の種類　設備
規模　　　　従業者　など

看護

人的資源　　財務環境
職員数　　　看護コスト
職員構成　　システム環境
物理的環境　組織構成
設備, 備品　サービス提供システム
　　　　　　　　　　　　　など

▶図 4-1　医療施設の外部環境要因と内部環境要因

3　看護の組織化

1　組織化

　組織化(●144 ページ)とは,組織構造(●146 ページ)を設計し組織図に示すこと,組織図にある部門の業務を明確にすること,委員会やチームを編成すること,人員を配置することであり,理念や方針の実現のために,組織づくりをはじめとする人の配置やシステム構築などを行う機能である。
● **組織図の作成**　組織化のなかに含まれる重要な要素の 1 つが,組織図をつくることである。組織図とは,仕事の指示命令系統(コミュニケーションルート)と責任や権限の所在と範囲を図式化して明示するものである。
● **病院の組織構成**　病院の組織構成は,病院管理者をトップに,診療部門,看護部門,医療技術部門,事務部門という職能❶ごとにまとめて構成される職能部門制組織が多い(●図 4-2)。しかし近年では,意思決定❷を促進することを目ざして,職能部門制組織から事業部制組織(●147 ページ)へと変更する例もある。また,病院経営への参画を期待して,看護職(看護部長)を副院長にする病院もあり,組織の目的達成に向けて,組織構造をデザインするようになっている。

□NOTE
❶職能
　組織における職務を果たす能力,またその役割。
❷意思決定
　行動を選択するための行為。組織として,もしくは職務として意思決定を行うためには,合理的なプロセスを経る必要がある。

2　看護部門の組織

　管理者には,目標を達成するために最も有効な組織をデザインする役割が求められる。そのステップは,まず最も小さな管理の単位をどのようにつく

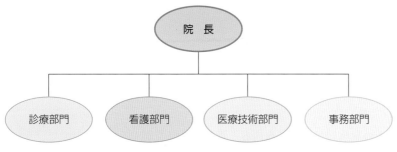

▷図4-2　病院の組織構成の例

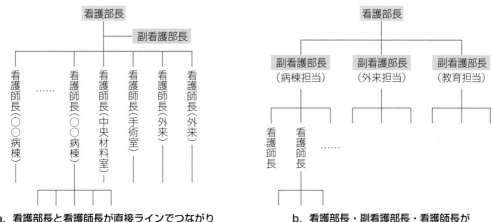

a. 看護部長と看護師長が直接ラインでつながり
　　副看護部長はスタッフ機能を担う組織

b. 看護部長・副看護部長・看護師長が
　　ラインでつながる組織

▷図4-3　看護部門の組織構成

るか，階層をどのようにするかを決定し，次に指示命令系統を明らかにする
とともに，ライン機能とスタッフ機能(▷148ページ)の部門をどのようにす
るかを決定する，というものである。

　病院看護部門の組織は，看護部長を長として，副看護部長，看護師長，主
任，看護師，准看護師，看護補助者で構成されることが多い。

● **平坦な組織と階層的な組織**　▷図4-3は看護部門の組織図の例である。

　▷図4-3-aは，看護部長と各看護師長が直接的な指示命令・報告ラインで
つながっている組織である。この組織の副部長は，部長を補佐し，部長のス
タッフとしての機能を担う。この組織では，看護師長の直接の上司は看護部
長である。平坦な組織は情報伝達のための時間が短いため意思決定と実行に
時間がかからない。しかし組織が大きくなれば，1人の上司の責任の範囲，
すなわち部下の数が多くなる。したがって，管理範囲とコミュニケーション
とのバランスをみながら組織をつくる必要がある。

　▷図4-3-bでは，看護部長，副看護部長，各看護師長がラインでつながり，
看護部長からの指示は，まず各担当の副部長を介し，各看護師長に伝わり，
逆に看護師長からの報告などは，担当の副部長を介して看護部長に伝わると
いう流れをとる。

3 組織の職位と職務規程

● **職位**　職位は，組織における職務上の階級（職階）の位置（ポジション）のことである。看護部長，副看護部長，看護師長などという名称は，組織内の職位をあらわすものであり，それぞれに配置された職員が担う業務が職務規程により規定されている。

● **職務規程**　職務規程は，その職務に対する業務内容と責任の範囲を規定したものであり，その該当業務について義務と責任を明示するものである。また，職務規程には「役割」「職位につく人の条件」「直接の上司」「その職位につくための手順」などが含まれていなければならない。

● **看護部の職位と職務規程の例**　▶表4-3は，病院看護部の職位と職務規程の例である。一般に，看護組織内には，看護部長（総看護師長），副看護部長（副総看護師長），看護師長，主任看護師，看護師，准看護師，および看護補助者などの職位がある。近年では，看護の専門化をはじめ，看護職のキャリアの広がりがみられ，独自の職位をおく組織も増えている。

　職位と職務規程は，組織により規定される。定期的にこれらについて検討を行うシステムをつくり，組織において必要な機能が十分満たされ，かつ，重複することがないよう整備することが必要である。

4 その他の組織構造（委員会など）

　職能などにより分けられた部門以外の組織として，特別な目的のために，委員会やプロジェクトチームなどが編成される。

　①**委員会**　委員会は，異なる部門を代表する委員などにより編成され，あることがらについての議論や執行について，組織から委任される機関である。収集した情報をもとに意思決定を行い，また情報や決定事項などを職員へ伝達し浸透させるために，常設されることが多い。

　②**プロジェクトチーム**　特定の目標の達成のために，一時的に編成されるチームがプロジェクトチームであり，目的が達成されれば解散する組織である。

　③**会議**　看護部門や病院の組織においては，複数の人が集まって，会議により意思決定を行うことも多い。このような会議には，看護師長会や部長会，役員会などがある。

C 看護サービス提供のしくみづくり

　看護サービスのマネジメントにおいて，看護単位の区分や看護ケア提供システムの選択は，組織の理念や目標達成を実現するための方法である。そのため，これらの選択は，看護の理念や，対象者の特性，看護職の構成などに基づいて行われる。

○表 4-3　職位と職務規定の例

看護部長	役割	• 病院長を補佐し，病院の方針の企画，決定，運営に参画する。 • 病院長の命を受け，看護部を統括し，病院で提供される看護サービスおよび部内の職員に対して責任と権限を有する。
	機能	• 病院の理念に基づき，看護部の理念，方針を決定し，それを浸透させる。 • 理念に基づいた看護サービスが提供できるよう，さまざまな資源(ヒト・モノ・カネなど)を調整し，適正かつ効果的に活用する。 • 病院の防災計画および事故防止対策などに参画し，患者および職員の安全をまもる。 • 部内の円滑な運営のために必要な委員会活動などを計画し，組織化し，指揮し，統制する。 • 部内の職員の人事労務管理および人材育成を行う。 • 部の代表として，病院長および他部署，外部の関連機関と折衝を行い，決定に対して責任を負う。
	報告先	病院長
	資格条件	看護師免許を有すること，病院長の任命
看護師長	役割	• 第一線監督者として病院および看護部の目的・方針を理解し，看護職員に浸透させ，当該部署(看護単位)の看護ケアの質を維持する責任と権限を有する。 • 管轄部(看護単位)における看護サービスの管理および人事管理を行い，当該部署の活動に関する決定を行う責任と権限を有する。 • 夜間看護管理看護師長となる。
	機能	**Ⅰ 臨床実践** 　看護師長は当該部署(看護単位)のすべての患者の看護ケアに対する責任をもつ。 • 当該部署の看護師等の能力に応じた業務配分を行う。 • カンファレンス・申し送りなどを通して，患者の問題解決に参与し，看護師等を支援する。 • 当該部署において提供される看護サービスの質を保証するために，必要な資源を確保する。 • 必要に応じて，他部署および他職種等との調整を行い，問題解決にあたる。また，看護ケアに必要な資源を調達し，看護師等の活動を支援する。 • 看護師等に対し，役割モデルとなる。 • 患者の状況や事故の発生状況など，当該部署の状況について報告する。 **Ⅱ 管理・調整** • 当該部署の年間・月間・週間活動の目標を決め，実行し評価する。 • 患者および職員に対し，安全で快適な環境を維持するために，問題を把握し，解決のために他部署との連絡調整を行う。 • 看護ケアが定められた基準・手順にのっとって実施されているかを評価し，必要に応じて基準・手順の見直しのための検討を行う。 • 当該部署の職員の人事労務管理を行う。 • 当該部署の設備・備品などを管理する。 • 病院の防災計画および事故防止対策などにのっとり，当該部署の防災計画および事故防止対策に参画し，患者および職員の安全をまもる。 **Ⅲ 教育・研究** • 当該部署の職員の能力を査定し，当該部署において必要な教育を計画・実施し，人材育成を行う。 • 職員の学習および研修参加を支援する。 • 研究成果の活用および研究活動を支援し，また，みずからも研究を行う。 • 看護学生および研修生などの学習活動を支援する。 **Ⅳ 組織運営** • 病院および看護部の理念・目標に基づいて当該部署を管轄する。 • 病院および看護部の理念・目標を理解し，職員に浸透させる。 • 組織全体の運営のための役割を担う。
	報告先	看護部長
	資格条件	看護師免許を有すること，看護部長の承認，病院長の任命

◐表4-3 （続き）

看護師	役割	• 看護師長などから業務指示を受け，指示された業務について，責任をもって実践し，報告を行う。 • 当該業務において対象者となる患者に必要な看護ケアを計画し，実践し，評価する責任と権限を有する。 • 必要に応じて，上司，同僚，医師，その他の人々からの支援を受け，患者・家族に最適な看護ケアを提供する。
	機能	**Ⅰ 臨床実践** • 専門知識に基づく判断のもとに，個々の患者・家族に適切な看護過程を展開し，ケアの質を保証する。 • 指示された診療の補助業務を行う。 • 患者・家族に必要なケアの提供のために，チーム医療におけるメンバーの専門能力を理解し，協働する。 **Ⅱ 管理・調整** • 適切な連絡・報告をする。 • 当該部署（看護単位）における日常業務を遂行する。 • 看護ケア提供のために必要な設備・備品・薬剤・衛生材料などについて，適切な取り扱いおよび管理を行う。 • 看護ケア提供のために必要な職種および関連部署との連携・調整を行う。 • その他，指示された範囲で管理的業務の一部を行う。 **Ⅲ 教育・研究** • 自己啓発に努める。 • 後輩の指導および学生・研修生などの学習活動を支援する。 • よりよい看護ケア提供のために，つねに最新の知見についての情報収集と活用に努める。 **Ⅳ 組織運営** • 組織理念および目標に基づいて行動する。 • 当該部署（看護単位）および組織全体の運営のための役割を担う。
	報告先	看護師長
	資格条件	看護師免許を有すること

1 看護単位の機能と特徴

1 看護単位

　看護単位とは，看護サービスを提供する組織の区分の1つであり，特定の場において特定の機能を果たす看護職により構成される。看護単位の考え方は，組織によって大きく異なるが，病棟の区分と関連が深く，一病棟一看護単位とすることが多い。

　看護単位の区分には，対象の受療形態による区分，診療科による区分，年齢別に区分する発達段階別方式，PPC方式などがある（◐表4-4）。

　①**受療形態による区分**　対象の受療形態の違いによる区分には，病棟・外来・訪問（在宅支援）などがある。

　②**診療科による区分**　診療科は，一般に，治療方法として手術を用いるかどうかによって，外科系と内科系に大別される。外科系は心臓血管外科・呼吸器外科・脳神経外科・整形外科など，内科系は循環器（内）科・呼吸器

◦表 4-4　看護単位の区分とサービス

看護単位の区分		サービス
受療形態別	病棟	対象者の療養生活の場，24 時間にわたり適宜適切なケアの提供，継続的で一貫したケアの提供
	外来	通院による診療・検査・処置・保健指導・教育・相談の場，断続的・断片的・かつ効果的なケアの提供，適切で効率的な対応
	諸検査室	
	訪問（在宅支援）	訪問によるケアの提供，在宅ケアのための計画立案・実施・支援，社会資源などの活用・調整
診療科別	内科	各科，それぞれの特徴をふまえ，受療形態別の各サービスに同じ
	外科	
臓器別	循環器科	
	呼吸器科	
	消化器科	
疾病別	婦人科	
	精神科	社会生活への適応のための支援，事故防止への配慮
	感染症科，結核	隔離と消毒による二次感染防止
発達段階別	小児科	対象者の身体の発育や精神発達の場でもある
	老年	
PPC 別	集中ケア（ICU，CCU）	救命のための集中的なケアの提供
	療養型ユニット	日常生活の援助がケアの中心
	セルフケアユニット	対象の社会復帰へ向けたセルフケアの支援・指導
機能別のケアの提供	特別室（個室）	それぞれの機能に応じたケアの提供
	混合	
	産科	
	緩和ケア（ホスピス）	

（内）科・消化器（内）科などに細分される。外科系・内科系の区分を外し，該当臓器によって循環器科・呼吸器科・消化器科などとする臓器別の区分もある。

　また，婦人科・精神科・感染症科などは疾病別の区分，小児科は発達段階による区分である。

　3 PPC 方式　PPC（progressive patient care）方式は，対象が必要とするケアのレベルに応じた区分である。ICU・CCU などの重症集中ケアの提供を必要とされる集中ケアユニットやハイケアユニット，療養ケアの提供を中心として必要とされる療養型ユニット，セルフケアへの支援や教育などのケアを提供することが必要とされるセルフケアユニットなどがある。

　そのほか，療養の設備環境により，差額料金つきの個室ばかりの特別ユニットや特定の区分のない混合ユニットなどがある。

2 各看護単位の機能と特徴

　看護単位の機能には，患者の受療行動，診療科，疾病，発達段階などによる特徴が生じる。看護単位のマネジメントには，その単位内の職員のマネジメントのみではなく，当該看護単位内対象者およびその対象者に対するサービスのマネジメントが含まれる。看護単位の機能を理解することは，サービスを受ける対象者の集団の特徴を理解するうえで重要となる。

　たとえば受療形態別にみると，病棟は対象者の入院中の，外来は対象者の通院時のケアの提供を行い，訪問（在宅支援）はサービスの提供者が対象者の居宅へ出向いてケアの提供を行う，などといった特徴がある。

　診療科別・臓器別・疾病別などの看護単位においても，それぞれ該当する領域の特徴に応じて対応する必要がある。

◆ 入院部門（病棟）

　入院部門は，一般に病棟とよばれ，病院に宿泊滞在（入院）して診療行為を受ける患者にサービスを提供する場（部門）である。病棟の看護サービスは，24時間いつでも看護ケアを提供することが可能である。

　病棟には，病室のほかに，患者の入院生活に必要な洗面設備，トイレ，浴室（シャワー室），談話室，面会室，面談室，看護師をはじめとする職員が拠点とするスタッフステーション（ナースステーション），会議室（カンファレ

| plus | **看護単位の規模と看護ケア提供システム** |

　入院部門は，原則として1看護単位をもって1病棟として取り扱われる。

　2021（令和3）年の『病床機能報告』によると，診療報酬による一般病棟入院基本料を算定している1病棟あたりの稼動病床数は1〜116床，平均39.8床であるが，最も多いのは50床となっている。

　1看護単位の看護職の人数は，診療報酬の入院基本料の算定区分による患者対看護職員実質配置（7対1や10対1など）や，患者の状態などによりかわる。たとえば，50床であれば，7対1入院基本料では看護師等31人，15対1入院基本料では15人程度となる。

　一方，高度医療が求められるとともに，平均在院日数の短縮化，入院患者の重症化・高齢化など，さまざまな要因のリスクをかかえるなかで，看護職は安全なサービスを提供する必要がある。そのために実際は，1看護単位をさらに複数のチームに区分したり，1人の看護師が1勤務帯に担当する患者の人数を少なくしたりするなどの取り組みが行われている。

　しかし，日勤帯と夜勤帯の看護師配置人数の差から，夜勤帯になるとほかのチームの患者を担当したり，ほかのチームの患者へのケアを行ったりすることも多く，これらが業務の複雑さをまねいている。このような状況は，看護単位と看護ケア提供システムの運用が一致していないためにおこることである。たとえば，1看護単位のなかに複数のチームがあれば，夜勤帯においても所属のチームを担当できるように勤務を構成する必要がある。

　1病棟の病床数は，診療報酬の施設基準により，原則として60床以下とされていることから，1看護単位の規模もこれに準じて考えられることが多い。看護ケア提供システムは，実際に対象者に提供されるサービスのためのしくみであり，これまでの考え方にとらわれるのでなく，つねに最適な方法を用いていくことが大切である。病棟という建築物は，30〜40年使用されるものではあるが，機会があれば，建築物の構造上のデザインにおいても，求められるサービスに応じた病棟のレイアウトを考えたいものである。

ンスルーム），リネン庫，器材庫，汚物処理室などがある。

　入院部門の機能の中心は，診療・検査・処置などとともに，入院中の療養生活の援助および退院後の生活に向けた支援である。病棟は対象者の療養生活の場であり，療養環境の安全性や快適性を保障することも重要である。看護サービス提供の目的は，入院中の対象者に必要な医療・看護が安全で，適切かつ円滑に提供されるよう援助することや，退院後の生活が円滑に送れるよう，療養生活の指導と生活支援を行うことである。

　1つの病棟は1看護単位により構成することが原則となっており，「医療法」で規定されている療養病床を主として構成される療養病棟，精神病床を主とする精神病棟，感染症病床を主とする感染症病棟，結核病床を主とする結核病棟があり，療養病床・精神病床・感染症病床および結核病床以外の病床を主とするものを一般病棟という（●184ページ）。

　また，集中治療室や回復期リハビリテーション病棟，地域包括ケア病棟などの診療報酬上において特定の施設基準を満たす病棟も既定されている。

◆ 集中治療室

　集中治療室 intensive care unit（ICU）とは，重症患者を収容して，最も効果的な治療を行うための病床のある部門をいう。集中治療管理を行うにふさわしい広さを有し，酸素テントや人工呼吸器などのほか，監視用の各種のモニターや記録装置を備えていなければならない。

　集中治療室には，一般的な集中治療室のほかに，心筋梗塞や重症狭心症などの冠状動脈疾患患者のための集中治療を行う冠（状）動脈疾患集中治療室 coronary care unit（CCU），低出生体重児などの重篤な状態の新生児に対して集中治療を行う新生児集中治療室 neonatal intensive care unit（NICU），周産期の母体・胎児のために集中治療を行う母体・胎児集中治療室 maternal fetal intensive care unit（MFICU）などがある。

　診療報酬に「特定集中治療室管理料」の算定を行う場合には，集中治療を行うのに十分な専用施設と専任❶の医師および看護師（患者2人に1人以上）が，常時集中治療室内に勤務していること，1床あたり20 m² 以上の広さであることなどが必要である。なお，集中治療室に入室している患者の「重症度，医療・看護必要度」（●190ページ）を評価し，規定の割合以下の場合には所定点数が減点される。

　同様に，NICU や MFICU の入院患者に適用される「総合周産期特定集中治療室管理料」などの算定にもそれぞれ要件が決められている。

◆ ハイケアユニット

　ハイケアユニット high care unit（HCU）とは，高度で緊急を要する医療を行うための病室であり，集中的治療が必要な患者に対して診療や看護などを提供するために，手厚い体制を整えている治療室をいう。一般病棟と ICU の中間的位置づけであり，高度治療室ともいう。

　診療報酬に「ハイケアユニット入院医療管理料」の算定を行う場合，その

NOTE

❶専任
　当該業務をもっぱら担当することをさす。就業時間の少なくとも5割以上その業務に従事することとされ，その他の業務を兼務してもよいとされる。なお，1人で2つ以上の職務を兼ねることを兼任という。

医療管理を行うのに十分な専用施設と専任の常勤医師が常時病院内に1名以上おり，当該治療室の看護師の数が常時患者4人に1人以上いること，特定集中治療室に準ずる設備および8割以上の患者が「重症度，医療・看護必要度」に関する評価の基準を満たしていることなどが必要である。

◆ 回復期リハビリテーション病棟

回復期リハビリテーション病棟とは，ADLの向上による寝たきりの防止と在宅復帰を目的としたリハビリテーションを集中的に行うための病棟である。

診療報酬に「回復期リハビリテーション病棟入院料」の算定を行う場合，患者1人あたりの居室面積は6.4 m²以上となっており，病棟配置の職員として，専従❶の医師，理学療法士，作業療法士，看護要員（◯170ページ）などの基準がある。

◆ 地域包括ケア病棟

地域包括ケア病棟とは，急性期医療を経過した患者および在宅において療養を行っている患者等の受け入れならびに患者の在宅復帰支援などを行う機能を有し，地域包括ケアシステムを支える役割を担う病棟または病室である。

診療報酬に「地域包括ケア病棟入院料」の算定を行う場合，専任の在宅復帰支援担当者，専従の理学療法士，作業療法士または言語聴覚士，看護要員，「重症度，医療・看護必要度」の基準を満たす患者の割合の基準などがある。

◆ 緩和ケア病棟

緩和ケア病棟は，緩和ケア❷を提供するとともに，外来や在宅への円滑な移行も支援する病棟である。

診療報酬に「緩和ケア病棟入院料」の算定を行う場合，主として悪性腫瘍の患者または後天性免疫不全症候群（エイズ）に罹患している患者を入院させる病棟を単位としており，患者1人あたりの居室面積は8 m²以上，病棟配置の職員として，常勤の医師，看護要員の基準などがある。

◆ 手術室

手術室は，手術を行う場であり，手術部位感染 surgical site infection（SSI）を防止し，安全・清潔で適切な手術を実施するための環境を提供する場である。

手術室における看護の目的は，手術前・中・後の患者が，安全で，適切かつ円滑に手術が受けられるよう，手術環境を整え，ケアを提供することである。手術環境の調整は，手術室内の設備や機器，医療材料などの物的環境のほか，医師や看護師などの手術にかかわるすべてのスタッフの調整をも含んでいる。

手術室は，周辺の各室に対して陽圧が維持されており，清浄な空気が供給されるとともに，清掃が容易にできる構造となっている。

NOTE

❶専従
　当該業務にもっぱら従事することをさす。就業時間の8割以上その業務に従事することとされる。

NOTE

❷緩和ケア
　WHOは緩和ケアを「生命を脅かす疾患による問題に直面している患者とその家族に対して，痛みやその他の身体的問題，心理社会的問題，スピリチュアルな問題を早期に発見し，的確なアセスメントと対処（治療・処置）を行うことによって，苦しみを予防し和らげることで，クオリティ・オブ・ライフを改善するアプローチ」と定義している（2002年）。

◆ 外来部門

　外来部門は，入院せずに通院して診療行為を受ける患者にサービスを提供する場（部門）である。外来部門には，受付・診察室・処置室・検査室（生理機能検査，放射線検査など）・薬局・会計などがある。

　外来部門の機能の中心は，診療・検査・処置などであり，看護の目的は，外来において対象者に必要な医療・看護が，安全で，適切かつ円滑に提供されるよう援助することや，療養生活の指導，生活支援を行うことである。近年では，高度な治療や侵襲性の高い検査や処置などを外来で行うことができるようになり，化学療法や日帰り手術，看護の専門的な知識や技術を提供する看護専門外来など，外来で医療依存度の高い対象者へのケアを行うことも多くなっている。

　外来の看護サービスの特徴は，断続的で時間的制約があることである。外来では，このような制約下で，対象者に必要なサービスを把握し，安全で・適切に・効率的にケアを提供する必要がある。

◆ 訪問看護部門

　訪問看護部門は，看護職が対象者の居宅を訪問して療養上の世話または必要な診療の補助を行うというサービスを担う。

　訪問看護は，疾病や障害および虚弱なために看護ニーズをもつ居宅生活者とその家族を理解し，QOL の向上を目的に，問題を解決するための方策をたて，看護サービスを提供するものである。

　訪問看護の対象者は，年齢，性別，身体状態のすべてにおいて多様である。慢性疾患や生活障害がある，人工呼吸器などの医療機器を装着している，終末期を在宅で過ごすなど，さまざまな対象者に応じた看護サービスを提供することが求められている。また，訪問看護サービスにおいては，療養生活のために必要な資源（ヒト・モノ・カネ・社会資源）の調整も重要となる。

2　看護サービスの提供方式

　組織として看護サービスを提供するためには，看護チームの構成員としての看護職 1 人ひとりの役割が重要である。医療提供施設で働く看護職は，多くの場合，1 人だけでサービスを提供することはできない。看護職 1 人ひとりが，どのような看護ケア提供システムのなかで機能しているのか，さらに，そのシステムのなかで個人がどのような位置づけにあるかを理解したうえでサービスを提供する必要がある。

1　看護ケア提供システム

　現在，医療提供施設において取り入れられている看護ケア提供システム（看護提供方式，看護方式）には，機能別看護方式，患者受け持ち方式，チームナーシング，プライマリーナーシングなどがある（●表 4-5）。これらは，

● 表 4-5　看護ケア提供システムの基本的な考え方

	機能別看護方式	患者受け持ち方式	チームナーシング	プライマリーナーシング
特徴	患者のケアに必要な仕事を，検温・処置・与薬・保清などの係を決めて業務を中心に看護師を割りあてて，ケアを行う。	1人の看護師（受け持ち看護師）が1人または特定の患者を受け持ち，その日（その勤務帯）の受け持ち患者のケアを行う。	看護単位のなかに1つないしは複数のチームを構成し，チームリーダーのもとに患者のケアを行う。	1人の看護師（プライマリーナース）が，患者の入院から退院までを一貫して担当し，担当患者のケアのすべてに責任をもつ。
看護職の役割と責任	責任者：勤務帯に必要な業務を，業務ごとに各看護師に割りあてて，患者へのケアに責任をもつ。	責任者：勤務帯における患者へのケアを患者ごとに各看護師に割りあて，それらを統括することにより，患者へのケアに責任をもつ。	チームリーダー：チームの責任者として，チーム内のメンバーに業務を割りあて，それらを統括することにより，患者へのケアに責任をもつ。	プライマリーナース：患者の入院から退院までを一貫して担当し，患者へのケアの責任をもつ。
	看護師：割りあてられた業務に対し，責任をもって実施し，責任者に報告を行う。	看護師：割りあてられた患者のケアに対し，責任をもって実施し，責任者に報告を行う。	メンバー・その他：チームリーダーに割りあてられた業務に対する責任を負う。	アソシエートナース：プライマリーナースの不在時に業務を代行する。
引き継ぎ	責任者は，勤務帯の終了時までに業務ごとにスタッフに確認，もしくは報告を受け，チーム内のすべての患者について，まとめて次の勤務の担当者に引き継ぐ。	責任者は，勤務帯の終了時までにスタッフから引き継ぎを受け，チーム内のすべての患者について，まとめて次の勤務の担当者に引き継ぐ。	チームリーダーは，勤務帯の終了時までにスタッフから引き継ぎを受け，チーム内のすべての患者について，まとめて次の勤務の担当者に引き継ぐ。	患者ごとに，プライマリーナースから次の勤務帯のアソシエートナースへ，またはアソシエートナースからプライマリーナースへと引き継ぐ。
ケアの継続性	△：断片的になりがち。	△：一勤務時間内において継続，担当者がかわると断片的になりがち。	△：チームリーダーの采配により，カンファレンス，申し送りによる継続。	◎：プライマリーナースによる継続した計画から実施・評価あり。
対象者との関係	対象者は，誰が自分のケアについて責任をもつのかわからず，継続的な関係をつくることがむずかしい。	対象者は，誰が自分のケアについて責任をもつのかわからず，継続的な関係をつくることがむずかしい。	対象者は，誰が自分のケアについて責任をもつのかわからず，継続的な関係をつくることがむずかしい。	対象者，看護師の対応関係が明確であり，互いに関係を保ちやすい。
看護職間の連携	◎：業務ごとに担当がかわるため，看護職間でのよい連携があることが前提となる。	○：日がわりで担当患者がかわるため，ケア全体を通しては，看護職間の連携は不可欠であるが，一勤務帯だけをみると，受け持ちをかかえ込み，連携が不十分となる場合もある。	○：チームで業務を行うことが前提であり，看護職間の連携は必須となる。	△：自立した看護職間の連携は効果的に行われることが前提であるが，プライマリーナースの存在により，かえってセクショナリズムを生む可能性がある。
協働のためのスキル	口頭，もしくは文書による情報交換，引き継ぎを徹底する。つねにチームの責任者に情報を集中させることを徹底する。	口頭，もしくは文書による情報交換，引き継ぎを徹底する。	つねにチームの責任者に情報を集中させることを徹底する。チームの責任者は，状況の把握に努め，メンバーは，割りあてられた仕事とその結果の報告を確実に行う。	適切な情報交換により，協働の効果を最大限に引き出す。
患者の視点	誰になにを言えばよいのか，はっきりしない。同じことを繰り返し話さなければならない可能性がある。	一勤務帯において，担当者が明らかである。	誰になにを言えばよいのか，はっきりしない。同じことを繰り返し話さなければならない可能性がある。	誰が自分の担当者かが明らかである。

① 看護サービスを提供する看護職の構成，② 対象とのかかわり方，③ ケアに対する責任や業務の割りあて方などに，それぞれ特徴がある。

◆ 機能別看護方式

　機能別看護方式は，患者の看護に必要な仕事を，検温・処置・与薬・保清などの業務内容ごとに分け，それぞれに係を決めて看護師に割りあてる，業務を中心に考えた看護ケア提供システムである（◯図4-4）。

　機能別看護方式では，看護師の能力に応じた業務の割りあてができ，患者に提供するケアに差が生じることは少ないが，一方で，断片的になるため，総合的で継続的なケアを提供することが困難になりがちである。総合的なケアの責任は，その日の責任番，もしくは勤務帯の責任者が担うことになるが，かなり不明確である。スタッフどうしのコミュニケーションの状態，互いの仕事に対する干渉状態により，対象者に提供されるケアの質がかわる可能性がある。

　機能別看護方式では，看護職の能力に応じて業務の割りあてができ，異なる技能レベルの看護職の集団に取り入れることができる。口頭，もしくは文書による適時・適切な情報交換や引き継ぎを行い，つねにチームの責任者に情報を集中させることを徹底するなど，看護職間のかかわりが不可欠なため，OJT（◯102ページ）に活用しやすい。

◆ 患者受け持ち方式

　患者受け持ち方式は，1人の看護師（受け持ち看護師）が勤務帯ごとに特定の患者を受け持ち，患者のケア，患者・家族・医師間の調整など，その勤務帯における受け持ち患者の看護のすべてを行う方式である（◯図4-5）。

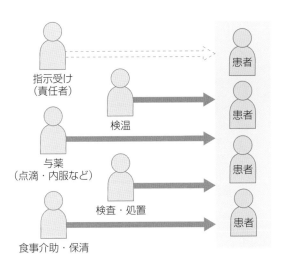

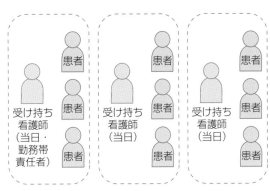

◯**図 4-4　機能別看護方式**
看護師は業務内容ごとに仕事を担う。その日（勤務帯）の責任者が，その日の患者の状況と看護師の能力に応じて，担当患者や業務を割りあてる。

◯**図 4-5　患者受け持ち方式**
看護師は，その日（勤務帯）に受け持った患者についてすべての看護を行う。受け持ち患者はそのつどかわる。

　患者側からみれば，受け持ちの看護師はおおむね日がわりとなるため，ケアの継続性という点では困難が生じる。

　患者受け持ち方式においての協働では，口頭もしくは文書による十分な情報交換と引き継ぎを徹底することが重要となる。

◆ チームナーシング

　チームナーシングは，看護単位のなかに1つないしは複数のチームを編成し，チームリーダーのもとに看護ケアを提供するシステムである（●図4-6）。

　このシステムは，もともと米国において有資格者と無資格者の混在する看護職員をチームとし，効果的に機能させるために確立されたものである。メンバーに能力差があっても，チーム内で協力することでケアの質を担保できる。

　わが国におけるチームナーシングは，看護職によるチームで看護過程を展開し，チームメンバー全員によって，そのチームが担当する患者の継続的な看護を実施するシステムとなっている。

　チームナーシングでは，チームリーダーがメンバーに業務を割りあて，患者へのケアに総合的な責任を負う。ただし，実際の患者へのケアは割りあてられたメンバーそれぞれが実施するため，責任の所在が不明確になりやすい。

　チームナーシングにおける協働では，つねにチームリーダーに情報を集中させることが重要となるため，その徹底が求められる。チームリーダーは状況の把握に努めて効果的な割りふりを行い，メンバーは割りあてられた仕事とその結果の報告を確実に行わなければならない。

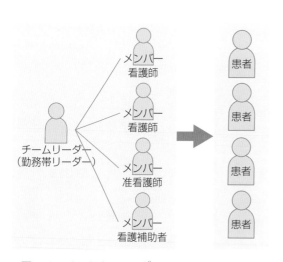

●図4-6　チームナーシング
チームリーダーが，その日の患者の状況と看護師の能力に応じて，担当患者や業務を割りあてる。

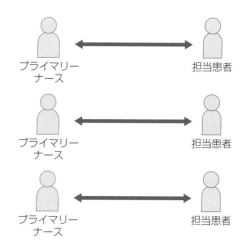

●図4-7　プライマリーナーシング
プライマリーナースが患者の入院から退院まで一貫して担当し，担当患者のすべての看護に責任をもつ。
プライマリーナースが不在の場合は，他のナースがアソシエートナースとして，プライマリーナースの立案した計画に基づいてケアを実施する。

◆ プライマリーナーシング

　プライマリーナーシングは，1人の看護師（プライマリーナース）がある患者の入院から退院までを一貫して担当し，担当患者のすべての看護に責任をもつ看護ケア提供システムである（●図4-7）。プライマリーナースはその患者のケアを責任をもって実施するが，不在時はプライマリーナースが立案した計画に基づいてアソシエートナースがケアを実施する。

　プライマリーナーシングでは，ケアに対する責任が明確になり，ケアの継続性が保証され，対象者に対するケアを効果的に実践できる。一方で，看護師の能力によって提供するケアの内容に差があらわれ，対象者の受けるケアに差が生じることもある。また，基本的に1人のプライマリーナースが対象者の入院から退院までのケアの責任をもつため，それぞれが独立して機能しているようにもみえる。ときには，プライマリーナース自身が「ケアのすべてに責任をもつこと」を「ケアのすべてを自分が行うこと」と錯覚し，協働してケアを提供するべき看護職間の連携が不足したりする可能性がある。

　プライマリーナーシングシステムでは，看護職それぞれが自立してケアを提供できる能力をもっていることが前提となる。プライマリーナーシングにおける看護職どうしの協働は，それぞれのプライマリーナースの適切な情報交換と協力により，円滑に成果を生み出すことができる。

◆ その他の看護ケア提供システム

　これらのほかにも，看護ケア提供システムには以下のようなものがある。また，各組織の事情に応じて，独自にシステムを混合させて活用していることも多い。

● **固定チームナーシング**　固定チームナーシングは，1看護単位で2つ以上のチームを編成し，そのチームを一定期間固定することで，リーダーとメンバーが継続してチームの受け持ち患者グループにケアを提供する方式である。チームナーシングよりも限られた対象に，限られたチーム員でケアが提供される。

● **モジュール型継続受け持ち方式**　モジュール型継続受け持ち方式では，1看護単位内に小規模のチーム（モジュール）を編成し，モジュール内の看護師は一定期間固定する。そのなかで看護師は，プライマリーナースとしてそれぞれの患者の入院から退院までのすべての看護を受け持ち，プライマリーナースの不在時には，モジュール内のほかの看護師がアソシエートナースとしてその患者を担当する。

　プライマリーナーシングと固定チームナーシングの折衷方式であり，チームのサポート力を期待したプライマリーナーシングといえる。

● **パートナーシップナーシングシステム（PNS®）**　パートナーシップナーシングシステムは，2人の看護師がパートナーとして複数の患者を受け持ち，対等な立場で互いの特性・能力をいかしながら補完・協力し合い，看護ケアを提供する方式である。パートナーとは，看護ケアだけではなく，委員会活

動や病棟内の係の仕事などについても，一定期間ともに活動し，その成果と
責任を共有する。

● **セル看護提供方式®**　セル看護提供方式®❶は，看護職の動線に着目し，
動線のむだを省いて，「患者のそばで仕事ができる」こと，「患者に関心を寄
せる」ことを実現するしくみである。病室などの小さな単位に複数の看護師
を配置することで，不要な看護師の移動を減らし，患者との適切な距離で看
護ができるようになる。また，看護師の受け持ち患者数を均等にしたり，仕
事の仕方に時間軸を入れ，タイムスケジュールとマニュアルを整備したりす
ることで，業務量のかたよりをなくしたり，業務に遅れがないかなどの
チェックができるようになっている。この方式は，シフト内の業務の効率に
重点をおいたものといえる。

NOTE

❶この名称は製造業の「セ
ル生産方式」に由来する。
セル cell とは細胞のことで
あり，セル生産方式は，生
体を形成する細胞のように
作業者が少人数のユニット
となり，作業台をコの字型
に組んで，製品の組み立て
から完成までを行う生産方
式をいう。

2　看護ケア提供システムの変遷

　国内の看護ケア提供システムは，第二次世界大戦後，GHQの指導により
本格的な米国式の看護管理・教育・実践が導入された当初は，機能別看護方
式が広く採用された。その後，チームナーシングが普及し，看護の継続性な
どの課題解決のために固定チームナーシング，プライマリーナーシング，モ
ジュール型継続受け持ち方式などが普及した。近年では，パートナーシップ
ナーシングシステムに関する報告が増えている[1]。

　近年では，回復期リハビリテーション病棟や介護保険適用の療養病床を有
する病棟などのユニット内で専任となっている職員は，看護職のみではない
ことが多くなっているため，多職種による「ケア提供システム」の検討が必
要である。

　看護ケア提供システムは，組織単位で同一の方式をとることも多いが，実
際には，勤務者の状況，患者の状況などにより適不適が異なるため，看護単
位ごとに適切な方式を検討する必要がある。

D　人材（ヒト）のマネジメント

　保健・医療・福祉組織は，対人的にサービスを提供するヒューマンサービ
スの組織であり，サービスの提供源はヒト（人的資源・人材）であるため，と
くに，人的資源のマネジメントが重要である[2]。

　看護の組織において，人材のマネジメントは，対象者のケアのマネジメン
トを行う担い手のマネジメントである。1人ひとりの看護職の育成と適切な
活用がサービスの質につながる。

1 ）櫻井知賀ほか：わが国における看護方式の変遷に関する文献検討．大阪市立大学看護学雑誌 11：45-53，2015.
2 ）田尾雅夫：ヒューマン・サービスの組織──医療・保健・福祉における経営管理．p.9，法律文化社，1995.

1　組織の人材育成

　組織におけるキャリアディベロップメント（●67ページ）とは，具体的には職員の職務に基づく能力開発のことをさす。

　看護職は免許を取得したのち，臨床実践などの経験を積むことにより熟練する。したがって，看護組織にとって，キャリアディベロップメントは，質の高いサービスの提供のために不可欠である。

　そこで，組織には，組織の理念や方針を念頭に，どのような看護サービスを提供するのか，そのためにはどのような人材が必要なのか，必要な人材を育成するためにはどのようにすればよいのか，などを具現化することが求められる。具体的には，キャリアディベロップメントのためのシステムをつくり，職員の個別の能力やニーズの把握，動機づけ，支援，評価などを繰り返し行うことが必要となる。

1　新人教育・研修

　看護職は，看護基礎教育（●176ページ）を終え，免許を取得したのち，それぞれの就業場所において経験とともに技能を高めていく。そのため，看護職の技能形成には新卒採用時の教育・研修や経験が重要であり，病院などでは「新人教育・研修」として独自にプログラムされていることが多い。

　2009（平成21）年の「保健師助産師看護師法」および「看護師等の人材確保の促進に関する法律」の改正により，看護職の臨床研修等は努力義務となり，2011（平成23）年には，厚生労働省から新人看護職員研修ガイドラインが示された。このことからも新人教育・研修は，看護職が職業を継続していくために重要な役割を果たすものであることがわかる。

　新人教育・研修は，さまざまな方法で行われており，教育方法として以下のようなものがある。

　①プリセプターシップ　新人（プリセプティー）は，先輩（プリセプター）と一定期間，一緒に勤務をして学習する。プリセプターは，世話役，助言者，役割モデル，適応への援助者，指導者の役割をする。

　②メンターシップ　新人は指導する先輩（メンター）を自分で選択する。メンターは新人を援助し味方となり，指導・助言し，相談相手となる。

　③補助システム　新人と先輩とがペアで患者を受け持つ方法。プリセプターシップとの違いは，その日その日で指導する先輩が異なることである。

　④チュートリアルシップ　決まった相談相手がいて，相談や支援を求めることができるが，一緒の勤務でケアするわけではない。

　看護職は，看護の質を確保し，向上させ，医療安全を確保するために専門職として主体的に学習する必要がある。とくに新人看護職は，みずからの技能形成に取り組む必要がある。

2 さまざまな現任教育・研修

　看護職の継続教育(◎177ページ)には，新人教育・研修のほかに，現職者を対象とした救急蘇生や静脈内注射などの各技術教育研修，キャリアラダーなどのレベル別教育研修，主任や看護師長などの職階別教育研修，その他専門分野や組織の状況に応じたトピックス研修などがある。

2 人材フローのマネジメント

　組織の人材のマネジメントは，職員の採用・配置・異動(配置転換)・昇進・退職などの人的資源の流れ(**人材フロー**)とその運用が中心である。

　看護職は，病院において，総職員数の過半数を占める職種である。過去には，なによりもまず量的な充足を求められていた現実があり，このような状況下においては，看護職の職員数確保が組織の第一目標であった。しかし現代においては，どのようなサービスを提供するのか，そのためにどのような職員が必要となるのかを考え，看護職の質的側面もふまえて人材フローを考える必要がある。

●**個人からみた人材フロー**　人材フローを個人の視点からみると，どうなるだろうか。次の例でみてみよう。

> 　看護師Aさんは，Y病院(看護部)の職員募集に応募し，選考の結果，採用となり，就職した。就職後，病棟配置となった。数年後，感染症病棟への異動をきっかけに，感染症看護に強い関心をもつようになり，学習して，周囲からつねに相談を受けるようになり，組織内でも高い評価を受けるほどになった。
>
> 　その後，Aさんは，専門看護師となるために，大学院への進学を希望しており，また，地元へ帰りたいという思いからY病院の退職を考えている。Y病院看護部としては，休職扱いでの大学院進学が可能な制度も用意しているが，Aさんの強い希望により，残念ながら退職を認めることとなった。

　このような，個人として応募・合格・就職・退職するという一連の流れは，組織としては，①**インフロー**，②**内部フロー**，③**アウトフロー**に相当する(◎図4-8)。組織では，内部フローやアウトフローの状態により，インフローが決定される。年度ごとに定期的に新規採用を行う組織では，現状と3月末日までに予定している退職者を考慮して，新年度に必要な数の新規採用を行うことになる。

1 インフロー

　組織外部から人材を得るインフローには，採用を軸として，募集・選考などがある。

●**募集**　募集は，組織の状況に応じて行われる。すなわち，現在，もしく

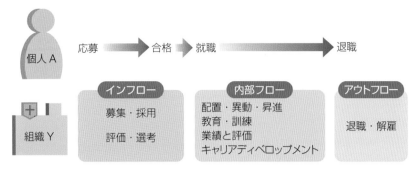

◎図 4-8　個人と組織の人材フロー

は近い将来において，組織に必要とされる人的資源に不足がある場合，その状況に応じて，人材の募集が行われる。募集にあたっては，どのような人材がどれくらい必要なのかを予測することが重要となる。

● **選考・採用**　選考は，募集プログラムの一環であり，募集により応募してきた人材を審査し，採用するかどうかを決定する過程である。選考の方法として，学歴・経歴などの書類による選考，学問的知識などの審査のための口頭もしくは筆記による試験，適性試験，面接などがある。この時点で組織が必要とする好ましい人材を選考することが，その後の人事戦略に大きな影響を及ぼす。

　しかし，採用時の選考は，人材のその時点での顕在能力の評価であり，その後の成長度や組織への貢献度，献身度を測定することは困難である。どのように選考・採用を行うかは，組織にとって重要な課題である。

● **オリエンテーション**　採用後，組織への適応を促すために行われるのがオリエンテーションである。オリエンテーションプログラム(いつ，なにを，どのように行うかなど)は，組織のインフローにおいて重要な機能を果たすものである。

2 内部フロー

　組織内部で人材を調整する内部フローには，配置，教育・訓練，昇進などがある。

● **職員配置**　看護職の職員配置は，対象者に適切な看護サービスを提供するために，対象者もしくは対象者集団に応じて行う。必要なところに，必要な人数，必要な能力をもつ人材を配置することが重要である。看護職の業務は，ケアの提供において普遍的なものであるが，医療の高度専門化により，具体的に必要とされる看護の知識や技術は専門分化している。職員配置においては，個人の希望も考慮し，個人の適性や保有している専門能力などを十分に活用できるようにすることが必要である。具体的には，◎表 4-6 のような職員配置のステップがある。

● **配置転換**　配置転換は，各部署におけるケア供給量の調整，ケア能力の調整，職員のキャリアアップの支援，チームの活性化などの目的で定期的に，または必要に応じて行う。

⚪ 表4-6　職員配置のステップ

計画	1）必要とされるケアの内容と量を明らかにする。 2）ケアを提供するために必要な看護職員数を予測する。 3）ケアを提供するために必要な看護職員の募集・採用を行う。
組織化	4）病棟ごと，勤務帯ごとに適切な看護職員を配置する。
指揮	5）組織の一員としての役割を割りあてる。 6）ケアの責任を割りあてる。 7）教育・訓練する。 8）支援する。
統制	9）評価する。 10）異動（再配置）する。

　配置転換は，単なる欠員補充としてではなく，個人にも組織にも有益なものとなることが好ましい。看護についても専門性が重要視されているが，配置転換は個人に刺激を与え，新たな視野の獲得や能力の向上をもたらすものであり，新しい環境への適応のための柔軟性，人間関係の拡大などの社会性を与えるものでもある。個人の能力，適性，性格などを考慮した，適正な配置を行うことが重要である。

● **教育・訓練**　教育・訓練は，組織が必要とする人材の技能の向上，能力の開発，組織の成員としての責務を認識し，修得するために行う。職員の教育方法には，OJT と Off-JT がある。

　① OJT(on the job training)　一般に，職場の上司や先輩が，職場内で仕事をしながら，機会をとらえて，その仕事に必要な情報や経験を計画的に教えることを OJT という。病院組織内において行われる OJT は，**院内教育**とよばれることが多い。

---

column　配置転換の功罪

　従来，看護職は，領域を固定せず，ジェネラリストであることが暗黙の了解であり，看護職の配置転換は組織による都合が優先され，看護職自身も「なんでも屋」であることをよしとする傾向があった。

　近年では，医療の進歩に伴い専門化が要求され，また看護職の高学歴化，専門職化が進んでおり（1994〔平成6〕年には，日本看護協会専門看護師制度が開始され，看護職の専門化が制度化された），配置転換に支障をきたす場合もある。

　配置転換の利点は，①個人の適性発掘，②キャリアの幅の拡大，③個人の能力の向上，④組織全体の能力調整などである。配置転換がうまくいかない場合，とくに個人の専門性を無視する場合などは，個人のやる気の低下をきたし，チームワークの乱れなど，組織の士気の低下をまねきかねない。

　人が，1つの仕事（部署）を覚え，慣れ，習熟するには2〜3年は必要と考えられており，それより短期間での異動は，どうしても適応できないときなど，よほどの事情がない限り好ましくないと考えられる。一方で，1か所にとどまりすぎて慣れすぎると，緊張感を欠き，惰性で作業を行うようになったり，新しいものに対する適応能力が低下したりして，悪影響が目だつようにもなる。チーム（集団）で仕事を進めていく看護職においては，個人の能力だけでなく，チームメンバーとの協調も仕事の能率に影響をきたす。

　このように，配置転換をどのように計画し，実施するかは，サービスの結果へと直結する組織の重要な課題である。配置転換を実施する際には，個人の考え方や希望などをよく聞き，十分な話し合いのうえで行うことが必要である。

　院内教育はさらに，新規採用者を対象とした**新任教育**と現職員を対象とした**現任教育**に大別される。新任教育は，その組織・機構や業務についてなどの理解や，実務能力の獲得を目的とするものである。現任教育は，現任の看護職の知識や技能の向上を目的として行われる。

　②Off-JT(off the job training)　OJT に対し，仕事の場から離れて学ぶことは Off-JT とよばれ，組織内の集合研修をはじめとして，外部の教育機関での研修，卒後教育，現任教育などが該当する。

　看護職の技能は，資格取得だけで保証されるものではない。また，看護職としての技能が一定以上あると認められたとしても，組織のなかで働く場合には，その組織のしくみやルールを身につけなければ，十分な能力を発揮することができない。対象者のバイタルサインをはかることができても，どこに，どのように記録すればよいのか，報告はどのようにするのか，また，異常があった場合にどのように対処し，報告すればよいのかがわからなければ，適切な対応はできない。

● **昇進・昇格**　昇進・昇格は，組織内での個人の職位を上げることであり，従来は，組織の幹部職員への登用や，次世代の組織幹部養成のために必要とされていたプログラムである。近年では，専門看護師や認定看護師の資格をもつ職員やそれに準じる職員を，組織内の専門家として位置づける組織もある。昇進・昇格は，職員の動機づけにつながるものであり，組織と個人のつながり(コミットメント)を強くさせるものである。

3　アウトフロー

　人材が組織外へ移動するアウトフローには，退職，解雇などがある。

● **退職**　看護職は，経験の蓄積により技能が向上する職業であり，就業の継続は，個人の技能形成を促進し，サービスの向上につながる。したがって，ある看護職の退職は，組織における看護職全体の技能の向上を一時的に停滞させるものとなる。看護職の多くは女性であり，女性のライフサイクルによる就労形態の変化の影響を受けるため，これに対応した労働環境の工夫が必要となる。

● **解雇**　解雇は，組織にとって正当な理由がある場合に行われる。正当な理由には，業務命令違反，業務規則違反や契約期間の満了などがある。定年退職制度も年齢制による解雇ということができる。解雇は組織の雇用調整の方法の1つであるが，通常は最終手段として行われる。

4　人材フローとそのシステムの運用にかかわる要件

　人材フローとそのシステムの運用は，組織の要件，個人の要件，社会的な要件により成立する(◯図4-9)。

● **組織の要件**　組織の要件は，組織の理念や方針にのっとった人的資源管理の目標と計画に基づく。組織がその理念のもとに人的資源をどのようにとらえるかによって人事政策はかわり，配置，異動など，どのように人材フローを行うかがかわる。

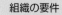

◉図4-9　人材フローシステムと運用

　たとえば，「看護職は，人数がそろっていればよい」という考えの組織であれば，採用後の教育・訓練の充実や職員の能力の評価，評価に応じた処遇などは，あまり期待できない。

　一方，サービスの質を重視する組織であれば，サービスの提供者である看護職の充実を目的に，採用，選考からその後の教育・訓練，評価などの処遇にさまざまな配慮が期待できる。たとえば，専門看護師や認定看護師などの特定の専門分野をもつ看護職の採用をしたり，組織として育成したい人材の育成のために教育・研修参加への支援を行ったりすることなどである。

● **個人の要件**　個人の要件とは，個人の仕事や生活に対する考え方，個人の目標である。人は，仕事や生活などに対して価値をもっており，その考え方により意欲を高めたり低めたりする。組織のなかで機能するのは，一個人であり，個人と組織の考え方の距離が大きければ，適応に障害をおこし，成果につながらず，効率を欠くことにもなりかねない。

● **社会的な要件**　社会的な要件とは，法的規制や教育機関，社会的価値観などである。看護師は国家資格であり，その職務には法的規制がある。また，保健医療福祉政策は，社会の情勢などにより大きく影響を受けるものである。看護の機能を必要としない組織には看護職の採用はなく，高度な医療提供を必要とする病院には，質の高いケアを提供することができる看護職が量的にも必要となる。

3　労働環境

　労働環境は，組織の人材が労働するための条件（労働条件）を含む職場の環境をいう。労働条件は，「労働基準法」による最低基準をふまえて，就業規則などに明示され，具体的な内容として，労働時間，休憩時間，休日，休暇，

賃金などが規定される。よりよい労働環境を保持することは，人材のマネジメントの重要な要素であり，看護職の職務の特殊性をふまえて，労働時間や勤務体制をはじめとする労働条件などについて考える必要がある。

1 労働時間

　労働時間は，**所定労働時間**と**所定外労働時間**に分けられる。所定労働時間は，組織で定められた始業時間から終業時間までをさし，いわゆる勤務時間である（●図4-10）。所定外労働時間とは，所定労働時間以外の労働時間であり，一般に時間外勤務・超過勤務・残業などとよばれる。

● **看護職の労働時間**　「労働基準法」において，週40時間・1日8時間が法定労働時間として規定されているが，看護職は職務の特殊性からその例外となっており，一定期間の1週間あたりの平均就業時間が所定労働時間の範囲にあればよいとされている。また，休憩時間については，労働時間が6時間をこえる場合は45分以上，8時間をこえる場合は1時間以上と規定され

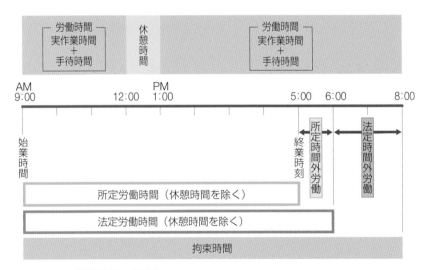

●**図4-10　労働時間の考え方**
（厚生労働省労働基準局労災補償課編：医療機関のための労災保険と労働条件管理．p.148，労働調査会，2001をもとに作成）

---

column　超過勤務

　時間外勤務（超過勤務）は，職場の問題として取り上げられることが多い。交代制勤務で働く看護職の場合，次の勤務帯を引き継ぐ者がいるのに，なぜ時間外勤務が発生するのか，他の職種からは疑問視されることがある。

　本来，時間外勤務は，直属の上司（看護師長など）から具体的に命令されて行うものであり，上司は，全体の業務を把握し，臨時や緊急でやむをえない場合に限って命じる必要がある。

　看護職の時間外勤務の理由として，記録があげられることが多いが，ケアの実施記録は随時行うものである。看護職個人としては，記録を含めて時間内に実施する工夫が必要であり，管理者は，このことも含めた業務配分の調整を行うことが必要である。

ている。休日については，毎週1日以上が原則であり，変則勤務者には変則休日が認められているが，健康管理上も週に1回程度の休日が望ましいとされている。

　就業の際は労働時間，休憩，休日などの労働時間の規定について，正しく理解し，よい労働環境のなかで，効率的に業務に従事することが必要である。

2　勤務体制

　入院サービスにおいて，看護職は継続的なサービスの提供のために，24時間を**交代制**で勤務する。交代制勤務（交代勤務）で留意することは，業務の継続性が保たれることである。対象者に対して，いつでも，一定水準のサービスを提供できることが重要である。

●**勤務体制の種類**　現在行われている勤務体制には，3交代制，2交代制，変則交代制，当直制などがある。3交代制は，24時間を3分割し，深夜勤・日勤・準夜勤とするのが通常であり，2交代制は，2分割し，日勤と夜勤に分割する。変則交代制は，等分割ではなく，一勤務帯の時間が異なったり，早出・遅出など，日中の勤務でも時間をずらしたりして出退勤する体制である。

　勤務体制は，看護サービスのニーズと組織の職員構成に応じてアセスメントし，各組織の状況に応じて選択して運用する必要がある。どのような勤務体制をとるかは，組織の看護サービス提供システムを決定づける要素の1つである。

●**勤務体制の採用状況**　2020（令和2）年の医療施設調査によれば，看護職員の勤務体制の採用状況（複数回答）は，一般病棟では3交代制26.8％，2交代制80.1％，当直制・その他1.8％となっている（●図4-11）。同じく，療養病棟では3交代制12.2％，2交代制87.9％，当直制・その他1.2％である。1999（平成11）年時点では，一般病棟における採用割合は3交代制と2交代制がほぼ同じであったが，現在ではすべての病床区分で2交代制を採用する病院の割合が増加している。また，看護単位ごとの集計では，一般病棟の

---

column　夜勤の回数制限（ニッパチ）

　看護職の夜勤の回数制限について，「ニッパチ（二・八）」という言葉がある。これは，看護職の夜勤労働についての，「2人以上，月8回まで」という原則をあらわしている。

　この原則は，1965（昭和40）年の人事院判定に示されたものである。当時は，看護職員の確保が十分ではなく，1人夜勤や月10回以上の夜勤もめずらしいことではなかったため，労働組合は人事院に夜勤規制に関する行政措置要求書を提出し，待遇の改善を求めた。そして得られたのがこの判定である。

　この判定によれば，1月あたりの夜勤回数は，年間の休日を除いた日数を12で除した数の1/3であり，約8日となっている。これは，1965年当時，週48時間労働の時代の計算であり，週40時間労働の現在では，約6日という計算になる（なお，これらは3交代制での計算であり，2交代制の場合では異なる）。

　看護職にとって夜勤労働はなくてはならないものであるが，生体リズムに大きな影響を与えるものであり，労働者にとって負担が大きいものであることは否めない。

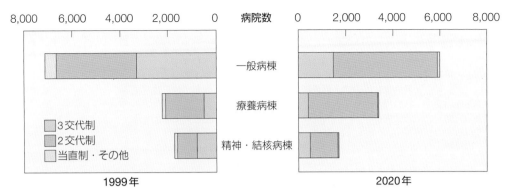

◉図 4-11　**看護職員の勤務体制の採用状況(複数回答)**
(厚生労働省：医療施設調査，1999 年版および 2020 年版をもとに作成)

58.0%，療養病棟の 78.9%が 2 交代制を採用している。

　このようなことからも，勤務体制は看護職の組織体制をあらわすものであり，サービスの提供のかたちであることがうかがえる。

3 雇用形態

　病院などの医療施設には，正規従業員，パートタイマー，アルバイトなどの**直接雇用**，派遣職員などの**間接雇用**など，さまざまな雇用形態の就業者がいる。病院で働く看護職の多くは正規従業員であるが，パートタイマーやアルバイトとして日勤のみ，夜勤のみに就業する者もいる。また，ハウスキーピングや守衛業務は，それを専門に行う別の企業などから派遣され，病院という職場で就業していることも多い。

　就業者は，その雇用形態により，それぞれの就業規則が決められている。正規従業員と非正規従業員が混在する職場では，具体的な業務のふり分けや責任の所在，権限などについて混乱しやすいため，業務規程・業務基準などの正しい理解が必要である。

4 職員(看護職)の労働安全衛生

　看護職は，職務上，つねにいろいろな危険にさらされている。対象者を危険からまもると同時に，みずからも危険を回避し，安全を心がける必要がある。

● **看護職の職務上のリスク**　看護職の職務上のリスクには，身体的リスクと精神的リスクがある(◉図 4-12)。

　身体的リスクとしては，病原体への曝露による感染，放射線の被曝，医療機器・材料の使用による外傷，消毒薬・抗がん薬などの医薬品への曝露，そのほか交代制勤務による睡眠障害や，腰痛などの労働形態・作業に伴うものなどがある。

　精神的なリスクとしては，対人関係によるもの，仕事に伴う責任によるもの，生と死に直面するストレスなどがある。

　職員の安全を確保するためには，労働災害の予防，身体的・精神的な健康

リスク

身体的リスク

感染
- 感染源との接触

被曝
- 放射線を使用する検査の介助
- 放射線療法中の患者との接触

外傷
- 針刺し
- 危険物などの取り扱いによる受傷
- 暴力

その他(労働形態・作業によるもの)
- 腰痛症
- 交代制勤務による睡眠障害
など

精神的リスク

ストレス
- 対人関係ストレス
- 仕事に伴う責任によるストレス
- 生と死に直面するストレス
- 各種ハラスメント
など

対　応

日常的な(身体的・精神的)健康状態への配慮
定期的な健康診断
定期的なストレスチェック

有事の対応
- 随時受診・検査・加療
- カウンセリング
- 休養

▶**図 4-12　看護職の安全のための対応**

管理を行う必要がある。労働者の健康管理は,「労働安全衛生法」により規定されており,事業者ごとに健康診断を行うこととされている。とくに,近年では,労働者の精神的な健康管理(メンタルヘルス)について,**ストレスチェック制度❶**が義務化された。この制度は,定期的に職員のストレスの状況を確認し,職員自身に気づいてもらうとともに,必要に応じて医師などによる面接指導体制や職場環境の改善に取り組むものである。

● **職場におけるハラスメント**　職場における代表的なハラスメントには以下のものがある。

1 **パワーハラスメント**　職場において行われる ① 優越的な関係を背景とした言動であって,② 業務上必要かつ相当な範囲をこえたものにより,③ 労働者の就業環境が害されるものであり,① から ③ までの3つの要素をすべて満たすものをいう[1]。

2019(令和元)年に「労働施策の総合的な推進並びに労働者の雇用の安定及び職業生活の充実等に関する法律」(労働施策推進法)が改正され,事業者には職場におけるパワーハラスメント(パワハラ)相談体制の整備や,パワハラ防止のための広報・啓発活動などが求められることになった。

2 **セクシュアルハラスメント**　職場において労働者の意に反する性的な言動が行われ,それに対する労働者の対応により,その労働者が労働条件について不利益を受けること,もしくは性的な言動そのものにより就業環境が害されることをいう[1]。

職場におけるセクシュアルハラスメント対策として講じるべき措置につい

□ NOTE
❶ストレスチェック制度
　労働者の健康確保は労働災害防止のための重点課題の1つであり,「労働安全衛生法」(第66条の10)に基づくストレスチェック制度は具体的なメンタルヘルス対策の取り組みである。この制度は50人以上の労働者を有する事業所に義務づけられている。

1) 厚生労働省　都道府県労働局雇用環境・均等部(室):職場におけるパワーハラスメント対策が事業主の義務になりました!.(https://www.mhlw.go.jp/content/11900000/000611025.pdf)(参照 2023-07-01)

ては，「雇用の分野における男女の均等な機会及び待遇の確保等に関する法律」(男女雇用機会均等法)に規定されている。

③**妊娠・出産・育児休業等に関するハラスメント**　職場において行われる上司・同僚からの言動(妊娠・出産したこと，育児休業等の利用に関する言動)により，妊娠・出産した女性労働者や育児休業等を申出・取得した男女労働者の就業環境が害されることをいう[1]。

これらのハラスメントの防止のための措置などについては，「男女雇用機会均等法」や「育児休業，介護休業等育児又は家族介護を行う労働者の福祉に関する法律」(育児・介護休業法)に規定がある。

5 賃金(報酬)

賃金は，看護職がその労働の対価として受ける報酬である。給与形態には，一般に勤続や経験を中心とする**年齢給・勤続給**，仕事の価値を中心とする**職務給**，職務遂行能力を中心とする**職能給**，仕事の成果を中心とする**業績給**などの考え方がある。

看護職の賃金は，勤続年数・経験に応じた年功序列型賃金体系をとっていることが多い。1995年の日本看護協会による調査[2]によれば，調査対象の病院の60%以上が，国家公務員医療職俸給表(三)❶を適用しているか，もしくはこれに準じて上・下した給与表をもとにしていたが，近年では，職員の能力に応じて給与を算定する能力給を賃金体系に取り入れる組織も増えている。

賃金は，基本給❷・勤務手当・生活手当・通勤手当などの所定内賃金と，残業手当(超過勤務手当)などの所定外賃金で構成される(◉図4-13)。◉図4-14に職種別にみた年齢階級別月額賃金(民間)を，◉表4-7に看護師の年齢階級別月額賃金の内訳(民間)を示す。看護職の賃金は，初任給が比較的高く，年齢(経験年数)により賃金が上がる年功制になっている。しかし，一定年数を過ぎると賃金の上昇率が低くなる。

賃金は，労働の対価であり，労働意欲の動機づけ，生活の保障でもあるため，その人の仕事の価値を反映するように給与構造を設定するのが理想であ

🗒 NOTE

❶**国家公務員俸給表**
　国家公務員の賃金(基本給)が示された表。看護職が国家公務員の場合，医療職(三)という俸給表が適応となる。

❷**基本給**
　わが国の給与体系において中心をなす賃金部分。諸手当や賞与，退職金などの算定基準になる。

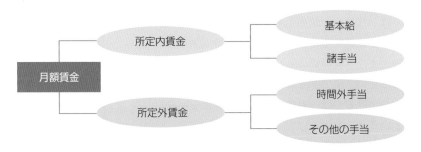

◉図4-13　月額賃金の構成

---

1) 厚生労働省　都道府県労働局雇用環境・均等部(室)：職場におけるパワーハラスメント対策が事業主の義務になりました！.
(https://www.mhlw.go.jp/content/11900000/000611025.pdf)(参照 2023-07-01)
2) 日本看護協会：1995年病院看護基礎調査. 日本看護協会出版会，1997.

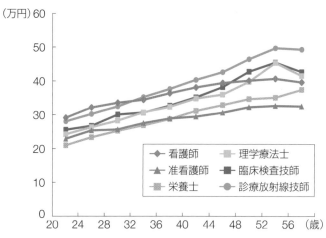

◎図4-14　職種別にみた年齢階級別月額賃金（民間）

（人事院：2019年職種別民間給与実態調査〈http://www.jinji.go.jp/kyuuyo/
minn/minnhp/min2019_index.htm〉〈参照 2023-07-01〉をもとに作成）

◎表4-7　看護師の年齢階層別月額賃金の内訳（民間）（単位：円）

年齢階層（歳）	月額賃金（A）	時間外手当（B）	（A－B）
20〜24	291,302	45,115	246,187
24〜28	321,307	53,147	268,160
28〜32	335,495	54,067	281,428
32〜36	344,252	45,761	298,491
36〜40	363,669	44,198	319,471
40〜44	380,944	44,807	336,137
44〜48	394,127	48,909	345,218
48〜52	400,963	48,216	352,747
52〜56	406,458	42,980	363,478
56〜	396,104	42,720	353,384

（人事院：2019年職種別民間給与実態調査〈http://www.jinji.go.jp/kyuuyo/minn/minnhp/min
2019_index.htm〉〈参照 2020-11-01〉をもとに作成）

るが，そのために不可欠なのは，仕事の価値の公正・公平な測定である。

　看護職は，チームでサービスを提供するため，単独で仕事の成果をはかる
ことがむずかしい職種である。また，経験により技能形成され，職務遂行能
力が高まる職種であり，これまでの主流である「年齢給・勤続給」は，一面
では妥当性のあるものであるが，近年では，看護職の職務や成果を明確にし，
業績を報酬に反映させようという傾向もある。

　マネジメントにおいては，ふだんから職員の勤務態度や勤務状態，職務遂
行能力，仕事の成果などに対して，適正に，公平に評価することが必要とな
る。

6 育児休業・介護休業など

　育児休業❶とは，労働者がその子を養育するための休業であり，**介護休業❷**とは，要介護状態にある対象家族を介護するための休業である。これらは職員の福利厚生の1つであり，女性労働者が大半を占める看護職にとっては，職業生活と個人生活の両立のために不可欠な要素である。

　わが国の女性の労働者は，結婚や出産を機に労働市場から一時的に引退することが多く，労働力率はいわゆるM字型をしているが，近年ではM字のくぼみは浅くなっている。看護職の年齢階級別就業者数は，2016（平成28）年までは40歳〜45歳をピークに減少していたが，2020（平成30）年以降，30〜35歳の就業者の減少によりM字型を呈するようになった（▶図4-15）。

NOTE

❶育児休業
　労働者が，その1歳に満たない子を養育するための休業。1歳2か月，1歳6か月まで延長される場合もある。

❷介護休業
　労働者が，要介護状態（負傷，疾病または身体上もしくは精神上の障害により，2週間以上の期間にわたり常時介護を必要とする状態）にある対象家族を介護するための休業。

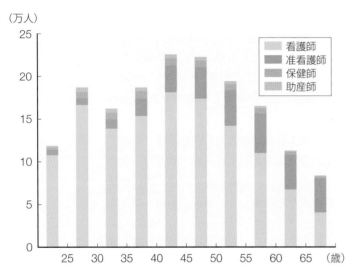

▶**図4-15　年齢階級別看護職数**
（厚生労働省：令和2年衛生行政報告例〔就業医療関係者〕をもとに作成）

---

plus	ワークライフバランス

　ワークライフバランスは，仕事と生活の調和と訳され，「誰もが，仕事，家庭生活，地域活動，個人の自己啓発など，さまざまな活動を自分の希望するバランスで実現できる状態」[*1]とされている。もともとは米国のワーキングマザー支援から始まり，一般の従業員支援にも拡大された考え方であり，現在では経済協力開発機構（OECD）のBetter Life Index（よりよい暮らしの指標）の1つとなっている。わが国においては，近年，男女共同参画をはじめ，労働政策，少子化対策・子育て支援，経済財政など，さまざまな施策分野において取り上げられるようになっている。

　ワークライフバランスは老若男女を問わず適用され

る考え方であり，個人のみずからの選択により，仕事や生活のための活動のバランスを決め，それが実現された状態である。就業者の9割以上を女性が占める看護職においては，女性のライフサイクルとしての妊娠・出産・育児支援のための対策に焦点があてられがちであるが，自己啓発や地域活動（ボランティア）なども含めて，さまざまな活動についても適用されるものである。

[*1] 男女共同参画会議　仕事と生活の調和（ワーク・ライフ・バランス）に関する専門調査会：「ワーク・ライフ・バランス」推進の基本的方向　報告. 2007. (https://www.gender.go.jp/kaigi/senmon/wlb/index-wlb1907.html)（参照2023-06-30).

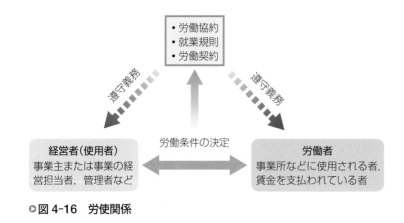

◉図 4-16　労使関係

7 労使関係

看護職は，個人開業の割合が低く，被雇用者である割合が高い職種である。安全で快適な労働環境を保つためには，労働者と経営者(使用者)との関係(**労使関係**)において，互いの利害の協調をはかることが重要である(◉図4-16)。

労働組合は，労働者がみずからの仕事や暮らしの質や条件を維持・改善することを目的として組織された民主的な団体であり，産業別・職種別・企業別などで組織される。具体的には，賃上げ要求，労働条件の改善，不当解雇などに対する抵抗，就業上の問題の解決などに関して，個人にかわって対応する組織である。

看護職の場合，労働組合への加入形態として，医療関係従事者で組織される労働組合への加入，職場で組織される労働組合への加入，国公立施設の職員としての組織への加入などがある。

E ケアを提供する環境のマネジメント

施設・設備などの物的資源は，ケアの提供において重要な環境であり，資源である。そのため，看護サービスのマネジメントのためには，物的資源管理も大切な項目のひとつである。施設・設備環境のマネジメントにおいては，対象者を主体とする療養環境のマネジメントと，労働者を主体とする作業環境のマネジメントを考える必要がある。

1 医療施設の施設・設備環境

● **医療施設の部門**　病院という面積規模の大きな建物は，その部門を利用する人や役割・機能などによって，大きく(1)病棟，(2)外来，(3)中央診療，(4)供給，(5)管理の5つの部門に分けて考えることができる(◉図4-17)。

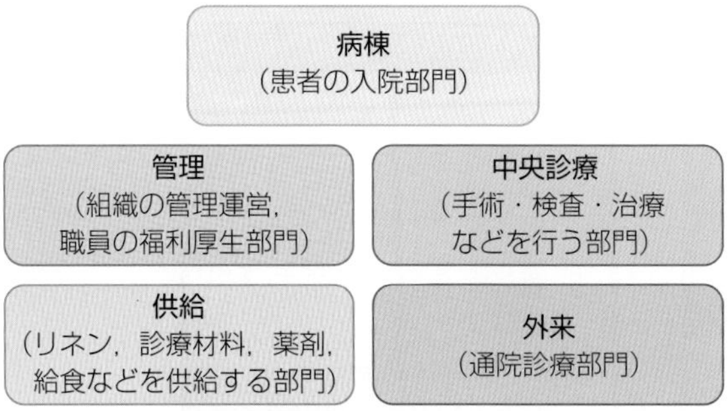

▶図4-17　医療施設の部門構成（イメージ）

（1）**病棟**：患者が入院している部門
（2）**外来**：患者が通院しながら診療を受ける部門
（3）**中央診療**：手術・検査など患者の診断と治療を行う専門的な部門
（4）**供給**：リネン・診療材料・薬剤・給食などを病院内で供給する部門
（5）**管理**：病院という組織を管理・運営するとともに職員の福利厚生を支える部門

● **医療施設の基盤設備**　病院には患者の治療環境を整えるために，ほかの建物よりも高度な給排水設備・空調設備・電気設備・エネルギー設備などがしつらえられている。

①**給排水設備**　給水設備は院内各所に上水を供給する。検体検査や透析治療などの場合には，より清潔度の高い水を供給しなければならない。また特定の感染症患者の治療空間からの排水は，一般の排水とは別に消毒処理をしてから流す必要がある。

②**空調設備**　空調設備は院内各所に外気を導入するとともに塵埃を除去し，適切な温湿度環境を提供するためのものである。空調のシステムは病院によってさまざまな種類があるので，それぞれの病院においてどこから外気を取り入れ，どこから排出しているのか，また病室などはどのようなシステムで温湿度調節❶がなされ，空気がどのように流れているのかなどを確認する必要がある。

③**電気設備**　電気設備は，安定した電気を院内に供給することで，照明や空調機器，さまざまな医療機器などの利用を可能にしている。

電源をとるコンセントは，一般に白・赤・緑などの色分けがされている（▶図4-18）。赤や緑のコンセントは，商用電源の停電時には非常用発電装置から電気が供給される。赤のコンセントは切りかえ時にしばらく電力の供給がとぎれるのに対し，緑のコンセントは蓄電池を経由しているため，切りかえ時も電力の供給がとぎれない。ただし供給量は限られているため，緑のコンセントは生命維持装置などに用途を限って使用する。

④**エネルギー設備**　エネルギー設備は，ガス・重油・電気などを用いて蒸気を発生させる。発生した蒸気は，院内で給湯・暖房・調理・滅菌などのさまざまな用途で熱源として利用される。

NOTE

❶湿度は空間の快適性や感染症の罹患などと関係する。わが国では湿度をコントロールしている病院は少ないが，このことは院内感染対策も含めて，快適な居住環境を維持するうえでは問題がある。

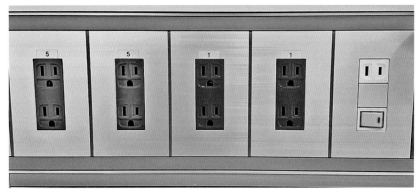

●図4-18　医用室コンセント
緑は無停電非常電源，赤は非常電源，白は商用電源（一般家庭と同じ電源）。医用室コンセントの旧規格には，色としてこれらほかに黒やこげ茶があり，現在でも用いられていることがある。

---

column　ブロック計画

　病院は，外来患者・入院患者・医療スタッフ・来訪者などさまざまな人が移動し，給食・リネン・廃棄物・診療材料など多くの物を搬送しなければならない建物である。そのため院内の各部門を平面・立体的に組み立てる病院建物の全体計画（ブロック計画）を考える際には，こうした人や物の動線を十分に考える必要がある（●図）。また，病院で行われている放射線検査・治療，生理機能検査，手術といった検査や治療は時代とともに変化していくので，病院の建物も建設当初から成長し変化することができるように工夫を施しておくことが必要となる。建築的に増築や改修を行いやすいようにするだけでなく，設備も可変性をもてるように配慮すべきである。

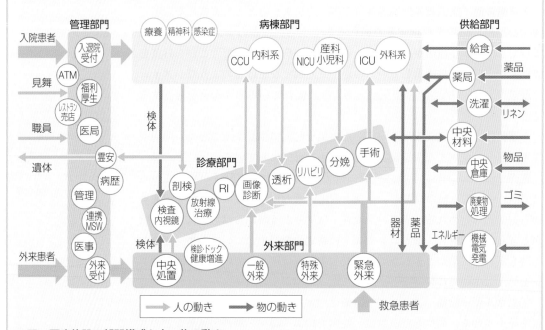

●図　医療施設の部門構成と人・物の動き
（長澤泰監修：医療施設〔IS建築設計テキスト〕．p.40，市ヶ谷出版，2014による）

2　療養環境の整備

1　安全性の確保

● **ADL 低下者への配慮**　病院はさまざまなかたちで ADL が低下した患者が利用する建物であるため，事故防止を目的とした施設や設備環境を整備する必要がある。とくに近年，入院患者の高齢化が著しく，また平均在院日数の短縮に伴う患者の重症化が進んでいるため，十分な配慮が必要である。

　たとえば，移動能力の低下に対しては段差を解消し，車椅子利用を前提としたしつらえ，適切なエレベーターの設置などが考えられる。なお，こうした目的でスロープが多用されがちであるが，傾斜や設置場所などが適切に設計されていないスロープの安易な利用は，勾配による車椅子の暴走など，かえって危険な場合がある。また，利用者が加齢などによって視覚や聴覚が衰えている場合に備えて，サインや音声による情報提供などにも配慮が必要となる。

　また，医療事故というほかの施設環境ではあまりみられない病院独特の安全性の問題もある。とくにベッドまわりやトイレなどでの転倒や転落事故，ベッドのさまざまなすきまに手足や首をはさみ込む事故などは，施設や設備の環境とも深い関係がある（◐図 4-19）。こうした事故への対策を個別の患者に行う場合には，各患者の ADL と生活環境を考慮して，論理的に実施すべきである。

● **物的対策の重要性**　多くの場合，こうした事故は，医療スタッフの見ていないときに患者自身が動いて発生させてしまうものであるが，患者の観察回数を増やすなどの人的対策には限界がある。そこで，事故の発生を予防するためは，患者の動作を感知するセンサーや立ち上がりを支える手すりの設置といった物的対策が必要となる。また，こうした対策を施しても事故をゼロにすることはできないので，事故がおきても受傷しないように衝撃吸収マットなどの物的対策も必要となる。

---

column　**ナイチンゲールの呪縛**

　ナイチンゲールはその著書『看護覚え書』のなかで，「患者が呼吸する空気を，患者に寒い思いをさせることなく，外の空気と同じだけ清浄に保つ」ことが「看護における真の第一原則」であり，「換気は常に外気から，それも最も新鮮な空気の入ってくる窓によって行わねばなりません」と述べている[1]。

　彼女の時代は，窓を開けて外気を取り入れ，暖炉で空気をあたためていた。一方で現代，病院における外気の導入や温度調節は空調システムによって行われている。したがって現代の看護師は，空調システムを十分に活用して，患者の環境維持に努めなければならない。近年では，建築施設の空調システム上，窓の開閉を行うことを前提としていない施設もあるが，いまだに窓の開閉にこだわっていないだろうか。それはナイチンゲールの呪縛かもしれない。

---

[1] Nightingale, F. 著，小林章夫ほか訳：看護覚え書. p.11，うぶすな書院，1995.

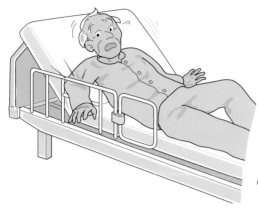

▶図4-19　ベッドでのはさみ
込み事故

　入院患者の安全な環境を構築するためには，患者が入院中に使用するベッド，床頭台，オーバーベッドテーブル（オーバーテーブル），車椅子といった療養具の安全性も高める必要がある。とくにベッドにおいては隙間に手足や首をはさみ込んだことによる骨折や死亡事故が発生しており，どのようなリスクがあるかについて事前に知識をたくわえておかなければならない[1]。

● **起居動作・移動に適した器具・設備**　患者の起居動作に合わせて適切な空間や家具・器具を使用する必要がある。立ち上がり動作を支えるために，横および縦方向の手すりをベッドまわりに設置することにより，座位から立位までの動作を行いやすくなる（▶図4-20）。ベッドのサイドレールは，患者の転落や寝具のベッド上からの滑落を防止することを目的としてつくられているものであり，本来は起居動作や移動の補助のためのものではない。患者

---

column　**ベッドまわりになにがあるか**

　入院生活の中心となる患者のベッドまわりには，一般的に，床頭台，オーバーテーブル，椅子，収納棚などが置かれている。

　床頭台はテレビをのせるとともに，患者のこまごまとした収納に使われるが収納量が不足する場合も多い。患者の私物の量・形状・性質（貴重品，要冷蔵のものなど）を考慮しなければならない。

　オーバーテーブルはベッド上でのテーブルとして使われるが，キャスターつきのものは不安定なため，利用する患者の ADL を考慮して使い分ける必要がある。

　ベッドサイドでの椅子の使用は，離床の第一歩である。患者が使用する椅子は，見舞客が利用する椅子とは違って，患者が正しい座位をとることができるように安定性のよいものを選択する必要がある。

　近年では患者が入院する際にキャリーケースを持っ

てくることも多く，ケースも収納できるような十分なスペースを確保することが望ましい。洋服掛け，下足入れなども含めた収納棚をしつらえなければならない。

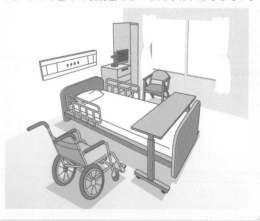

---

1 ）医療・介護ベッド安全普及協議会：はさまれ事故についての注意．（http://www.bed-anzen.org/use/tyuui.html）（参照 2023-07-01）

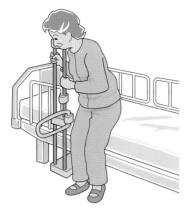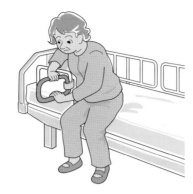

◎図 4-20　ベッドまわりへの手すりの設置

の起居動作を支えるためには，その目的に合致した手すりをベッドに設置することが重要である。

　また，一般に車椅子は移動を補助することを目的としてつくられており，適切な座位を保つためには椅子を利用したほうがよい場合が多い。食事や談話などの際にも，椅子を用いたほうが姿勢を正しく保つことができる。

　そして，病院での移動においては，点滴台が移動補助具のように使われている場合が多いが，より安全な移動を支える器具を考える必要がある。

2　快適性の確保

　入院患者の療養環境を構築するうえでは，患者の安楽を確保し，プライバシーを保護するなどして快適性を高めなければならない。また，患者によって求めている環境が異なることも十分に考えられる。一方的に環境をしつらえて提供するだけでなく，患者が自分でベッドまわりの環境を整えることができるようにするなどして，患者の自己決定権を尊重しなければならない。

　たとえば移動，安楽，飲食，排泄，更衣，整容・清潔保持，清掃，余暇，交流などといったさまざまな基本的な生活行為が病室内で行われるが，それぞれの行為において患者に不便や不快な思いをさせないように，適切な空間の大きさ，高さも含めた動作寸法，備品・家具の選択，さらには音環境や光環境などにも配慮が必要である。

3　作業環境の整備

1　機能性の確保

● **病室に求められる機能**　患者に提供する看護サービスの質は，建築や設備のしつらえといった作業環境によって大きな影響を受ける。そのため，病室を計画する際には必要十分な医療行為や看護行為を支障なく行うことができるスペースをベッドまわりに確保しなければならない。

● **看護作業拠点の機能と配置**　看護作業の効率性を高めるためにはスタッ

フエリアをはじめとする作業拠点の機能を明確に設定し，病棟内での適切な配置を考慮しなくてはならない。

　看護作業拠点の大きな役割としては，診療材料や薬剤といった物品の「保管」，ケアの準備・かたづけといった「作業」，看護記録やスタッフどうしのコミュニケーションといった「情報交流」がある。

　看護師は入院患者の状態を必要に応じて把握している必要があるが，そのためにはスタッフ（ナース）ステーションなどの看護作業拠点と病室との位置関係が重要である。病室を看護作業拠点の周囲に適切に配置することや，場合によっては看護作業拠点を分散することも必要となる（◉図 4-21）。

　ちなみに，わが国の看護単位の規模は諸外国と比較してきわめて大きく，患者の状態把握に影響を与えている。急性期医療施設の平均在院日数が短縮し，入院患者の重症度が高くなってきているなかで，患者の状態把握はより一層重要となってきており，看護作業拠点の配置と看護単位規模の縮小は今後の作業環境整備の重要課題である。

2　安全性の確保

　医療スタッフの安全な作業環境を整えることは，患者の安全の確保においても重要な要因の1つである。たとえば看護師にとってわかりやすいサインを掲示することは，ケアを行ううえでの誤認を予防する（◉図 4-22）。看護師が患者の状態やニーズを把握しやすくするためには，患者の様子を知覚しやすい病棟内の空間構成が求められる。同様に，患者の現状を把握するためには，看護師が患者の情報を記憶できるように規模を設定することも大切である。

　また，スタッフステーションや病室，処置室などは，看護作業を行う際に文字をはっきりと読みとることができ，機器選択の誤りなどが生じにくくなるように，光環境計画や色彩計画なども考えなければならない。

　このように，看護師のケアにおける適切な手技だけでなく，看護行為を行ううえでミスをおこしにくい作業環境を整えることにより，患者の安全を確保することが望ましい。

---

column　作業環境の安全性

　看護師は患者のケアをするのが仕事であるため，人を観察してそこにさまざまな問題を発見し考察するのが得意である。患者の安全をおびやかす事象が生じた際には，その原因分析や対策において，人的要因を精査しようとしやすい。しかし，患者の安全をおびやかす要因としては，看護師のミスや患者の行動といった人的な要因だけでなく，病院内のしくみといったシステム上の要因や，ケアのための作業環境や患者の療養環境といった物的環境上の要因もある。

　このなかで，看護師の作業環境上のリスクについては見落とされがちである。たとえば車椅子に乗った患者を便器へ移乗させるときに，バランスをくずして倒れたり，患者の足がどこかにぶつかってけがをしたりすることがおこる。この原因として，まず看護師の手技が注目されるが，それに加えて，患者を安全に移乗させるための体勢を確保できるだけの十分な空間がその場になかったという，建築上の課題がひそんでいるかもしれないのである。

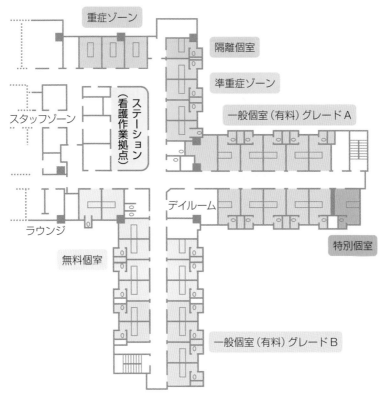

▶図4-21　病棟内の配置の例（足利赤十字病院）

ステーションのまわりを囲むように病室が配置されており，とくに見まもりの必要性が高い重症・準重症患者の病室はステーションの近くに配置されている。

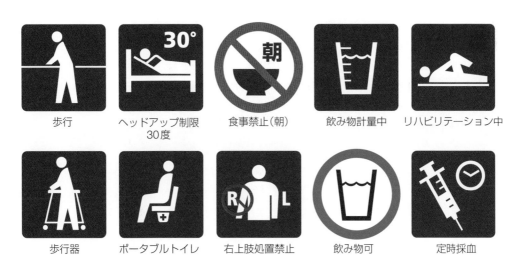

▶図4-22　医療看護支援ピクトグラムの例

（ベッドまわりのサインづくり研究会：医療看護支援ピクトグラム．〈http://iryoupict.com/pict.html〉〈参照 2023-06-30〉）

F 物品（モノ）のマネジメント

1 物的資源管理（物品管理）の原則

　ケアの提供に必要な物品は，その種類も多く，数量も多い。

　物品管理の基本は「必要なときに必要なものが，適切に使用できる状態で，そこにある」ことである。つまり，必要・不要の管理（数量の管理）と品質の管理（信頼性の管理）が基本である。

● **必要・不要の管理（数量の管理）**　仕事場での物品は，それぞれについて使用頻度と重要度，そして数量を把握する必要がある（◉図4-23）。

　① 重要度も使用頻度も高いものと，② 重要度は低いが使用頻度が高いものは，当然必要数を確認し，常備しなければならない。③ 重要度が高いが使用頻度が低いものは，数量を限定し常備するか，もしくは所在をつねに把握し，必要なときの備えをする必要がある。一方，④ 重要度が低く使用頻度も低いものは，極端にいえば不要のものである。物品管理においては，これらのことをよく把握することが重要である。

　薬剤を例にあげると，糖尿病の対象者を多くかかえる病棟では，血糖降下薬はほかの薬剤で代用することができず，使用しなければ生命の危険にかかわるため，① 重要度が高く高い頻度で必要とする薬剤である。整腸薬や下剤などは，直接治療に必要な薬剤ではないため，② 重要度は血糖降下薬に比べ低くなるが，対象者の日常生活には高い頻度で必要となる薬剤である。ただし，これらについてすべての種類の薬剤をそろえておく必要はなく，1〜2種類の薬剤を一定数常備してあればよいものである。

　また，対象者の容態の急変・緊急蘇生時などに用いる薬剤などは，③ 頻度は低くとも必ず常備しておかなければならない。一方で，特定の機能検査のために用いる試薬などは，事前に準備可能であればよいものであり，④ 病棟によっては常備する必要はない。

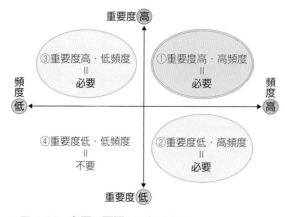

◉図4-23　必要・不要のマトリクス

● **品質の管理（信頼性の管理）**　物品の管理においては，品質の管理も重要である。物品は，適切な状態のものが備えられていることが前提であり，とくに医療用の物品は，適切なものでないと対象者に危害を加える危険性がある。清潔な状態が保たれているか，破損はないか，誤作動はないかなど，物品を使用する際はつねに安全な状態が保たれていることが重要である。とくに，滅菌済物品は，その使用期限や保存状態などに注意し，つねに，安全に，適切に使用できるように整えておくことが必要である。

2 物品供給システム

　病院などの施設では，医薬品・医療材料・リネン類・事務用備品・消耗品など，さまざまな物品の購入，保管・管理，搬送などの管理が必要となる。
　必要な物品は部門や部署ごとに異なり，それぞれに適切に対応することが必要であるが，購入や保管などの管理をそれぞれの部門・部署で別個に行うことになると，そのための要員や保管場所，管理システムをそれぞれの部門・部署でととのえなければならず，非効率的である。そこで，**SPD**（supply processing and distribution）とよばれる物流システムにより，物品の管理を一元化し，一貫して効率的・効果的な物品管理が行われている（○図 4-24）。

3 医薬品の取り扱いと管理

　看護職が取り扱う薬物には，注射薬，内用薬，外用薬などの患者に投与する薬剤と，消毒薬などがある。薬物は，適切な用途と量を用いることで効果が得られるものであり，間違えれば害となる。まずは，それぞれの薬物について，適切な保管・管理方法を理解し，使用の際に間違いのないようにする

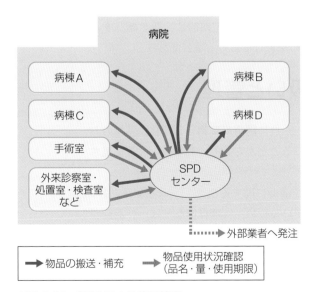

○**図 4-24　SPD による物品管理**

ことが重要である。薬物の取り扱いは，適正な保管と間違いのない取り扱い，使用したことの正しい記録が基本となる。

とくに取り扱いに注意を要する医薬品

①**麻薬**　麻薬の取り扱いは，「麻薬及び向精神薬取締法」により厳しく規定されている。麻薬は，麻薬取扱者の免許をもつ医師により処方されるもので，保管は施錠された場所と定められている。使用の際は，使用薬剤名，使用量，残量，使用者などを明記し，使用後は空アンプルも含めて薬局に返却する（使用規程は各施設により異なる）。

②**毒薬・劇薬**　毒薬・劇薬とは，毒性もしくは劇性が強いものとして指定された医薬品である❶。毒薬および劇薬の取り扱いは「医薬品，医療機器等の品質，有効性及び安全性の確保等に関する法律」（医薬品医療機器等法，薬機法）により規定されており，これらの薬物の使用においても，麻薬と同様に注意が必要である。

● **薬物の管理の方法**　病院などの医療提供施設では，いくつかの薬物の管理の方法が用いられている。たとえば，（1）薬物の1つひとつを使用の際に処方箋や伝票によって受け払いする方法（一本渡し），（2）一定の薬物の種類と量を決めて病棟で保有し，使用した分を補充する方法，（3）一定の薬物の種類と量を決めて病棟で保有し，セットごと定期的に交換する方法などがある。

それぞれの方法に利点と欠点があり，一概にどの方法がよいとはいえない。管理の方法は，その施設の状況により適正な方法が選択される。

NOTE
❶毒薬・劇薬と，毒物・劇物を混同しないように注意が必要である。毒物および劇物の取り扱いは「毒物及び劇物取締法」により規定されている。

4 医療機器等の管理

輸液ポンプやテレメーター（心電図モニター）をはじめとする医療用機器等の管理では，使用の際に困ることがないようにする。具体的には，① 定位置に保管する，② 精密機器は定期的な点検を行う，③ 破損・故障の際はすぐに修理し，いつでも使用できる状態を保つ，④ 定期的に定数を確認する，⑤ 使用説明書などは機器本体と一緒に保管しておく，などである。

5 廃棄物の取り扱いと管理

医療機関から排出される廃棄物は，一般に**医療廃棄物**とよばれ，感染のおそれのある**感染性廃棄物**も含まれていることから，その取り扱いは重要視されている（◯図4-25）。

感染性廃棄物は「廃棄物の処理及び清掃に関する法律」（廃棄物処理法）の定める，**特別管理廃棄物**に指定されているため，医療機関などは，特別管理産業廃棄物管理責任者をおかなければならない。また，施設内で焼却・滅菌処理するよう定められ，運搬・処理を外部業者に委託した場合には書面（マニフェスト）での報告を受けることになっている。

廃棄物処理において，看護職が多くかかわるのは，まず分別である。医療

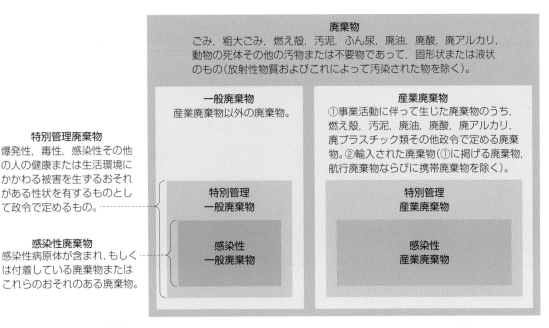

廃棄物
ごみ，粗大ごみ，燃え殻，汚泥，ふん尿，廃油，廃酸，廃アルカリ，動物の死体その他の汚物または不要物であって，固形状または液状のもの(放射性物質およびこれによって汚染された物を除く)。

一般廃棄物
産業廃棄物以外の廃棄物。

産業廃棄物
①事業活動に伴って生じた廃棄物のうち，燃え殻，汚泥，廃油，廃酸，廃アルカリ，廃プラスチック類その他政令で定める廃棄物。②輸入された廃棄物(①に掲げる廃棄物，航行廃棄物ならびに携帯廃棄物を除く)。

特別管理廃棄物
爆発性，毒性，感染性その他の人の健康または生活環境にかかわる被害を生ずるおそれがある性状を有するものとして政令で定めるもの。

特別管理一般廃棄物

特別管理産業廃棄物

感染性廃棄物
感染性病原体が含まれ，もしくは付着している廃棄物またはこれらのおそれのある廃棄物。

感染性一般廃棄物

感染性産業廃棄物

◉**図4-25　廃棄物の分類**
(「廃棄物の処理及び清掃に関する法律」および同法施行令をもとに作成)

用廃棄物の分別は，可燃性の有無，再利用の可能性の有無に分けるのはもちろん，感染性の有無についてとくに注意する必要がある(◉図4-26)。なお，各事業所や各自治体により，廃棄物の分別方法が異なることがあるため，注意が必要である。

G　財的資源(カネ)のマネジメント

1　医療機関の収益

　サービスを提供し，組織の運営を継続していくためには，費用(コスト)のマネジメントは不可欠である。ここでは医療・看護における収益と費用について考える❶。

　医療・看護は非営利性・公益性を前提としているが，市民の健康を支える組織を維持していくためには，必要な費用を用意し，一定の利益をあげて次の運営につなげなければならない。すなわち，医療機関は黒字経営をする必要がある。ただし，医療・看護における収益は，公的医療保険制度により制約があるため，費用面においてむだのないようにすることが求められる。

　●**医療機関の収益と診療報酬**　日本の医療制度は公的保険であり，保険医療機関が公的医療保険の対象となる医療・看護サービスの対価として受け取る報酬は，**診療報酬**として規定されている(◉187ページ)。したがって，診療報酬の増減は病院の収益に直接的に影響する。

▭**NOTE**
❶収益と費用
　「収益」は組織の活動によりプラスになった資産(カネやモノ)である。一方，「利益」は収益から費用を引いたものであり，収益と利益は間違えないように注意を要する。

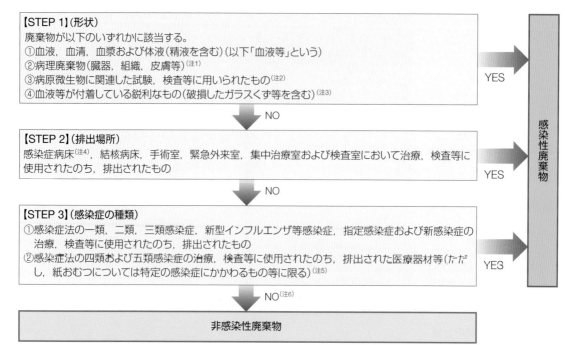

【STEP 1】(形状)
廃棄物が以下のいずれかに該当する。
①血液，血清，血漿および体液(精液を含む)(以下「血液等」という)
②病理廃棄物(臓器，組織，皮膚等)(注1)
③病原微生物に関連した試験，検査等に用いられたもの(注2)
④血液等が付着している鋭利なもの(破損したガラスくず等を含む)(注3)

NO

【STEP 2】(排出場所)
感染症病床(注4)，結核病床，手術室，緊急外来室，集中治療室および検査室において治療，検査等に使用されたのち，排出されたもの

NO

【STEP 3】(感染症の種類)
①感染症法の一類，二類，三類感染症，新型インフルエンザ等感染症，指定感染症および新感染症の治療，検査等に使用されたのち，排出されたもの
②感染症法の四類および五類感染症の治療，検査等に使用されたのち，排出された医療器材等(ただし，紙おむつについては特定の感染症にかかわるもの等に限る)(注5)

NO(注6)

非感染性廃棄物

YES / YES / YES → 感染性廃棄物

(注)　次の廃棄物も感染性廃棄物と同等の取り扱いとする。
　　• 外見上血液と見分けがつかない輸血用血液製剤等
　　• 血液等が付着していない鋭利なもの(破損したガラスくず等を含む)
(注1) ホルマリン固定臓器等を含む。
(注2) 病原体に関連した試験，検査等に使用した培地，実験動物の死体，試験管，シャーレ等
(注3) 医療器材としての注射針，メス，破損したアンプル・バイアル等
(注4) 感染症法により入院措置が講ぜられる一類，二類感染症，新型インフルエンザ等感染症，指定感染症および新感染症の病床
(注5) 医療器材(注射針，メス，ガラスくず等)，ディスポーザブルの医療器材(ピンセット，注射器，カテーテル類，透析等回路，輸液点滴セット，手袋，血液バック，リネン類等)，衛生材料(ガーゼ，脱脂綿，マスク等)，紙おむつ，標本(検体標本)等
　　　なお，インフルエンザ(鳥インフルエンザおよび新型インフルエンザ等感染症を除く)，伝染性紅斑，レジオネラ症等の患者の紙おむつは，血液等が付着していなければ感染性廃棄物ではない。
(注6) 感染性・非感染性のいずれかであるかは，通常はこのフローで判断が可能であるが，このフローで判断できないものについては，医師等(医師，歯科医師および獣医師)により，感染のおそれがあると判断される場合は感染性廃棄物とする。

◉**図 4-26　感染性廃棄物の判断フロー**
(環境省 環境再生・資源循環局：廃棄物処理法に基づく感染性廃棄物処理マニュアル．令和5年版．2023による，一部改変)

　診療報酬は，①医科診療料，②歯科診療料，③調剤医療費，そのほか④入院時食事療養費などの積算により計上される。この診療報酬を主として，医業により得た収益を**医業収益**といい，入院診療収益，室料差額収益，外来診療収益，保健予防活動収益，受託検査・施設利用収益およびその他の医業収益などで構成される。

●**病院会計準則**　病院における財務諸表の様式などは「病院会計準則」という会計基準にのっとってつくられている。病院会計準則は，病院の財政状態および運営状況を適正に把握することで，病院の経営体質の強化，改善向上を目的とするものである。病院にはさまざまな設置主体，経営母体があるなかで，会計基準を統一することで病院どうしの比較が容易になっている。

2 医療・看護サービスにかかる費用

　看護サービスの提供において，看護職がいること，医薬品や医療材料をはじめとするさまざま物品があること，サービスを提供するための環境があることは不可欠である。これを費用の観点からみると，看護サービスの提供には，看護職の給与(人件費)，医薬品や医療材料をはじめとする物品費，治療・療養環境のための光熱水費などがかかっていることになる。

　このような医業のための費用を**医業費用**といい，材料費，給与費，委託費，設備関係費，研究研修費，経費，控除対象外消費税等負担額などで構成される。医業費用の大半は，材料費と給与費(人件費)である。

● **人件費と生産性・効率性**　人件費について考えるとき，たとえば，新人看護師と 10 年目の看護師では基本給(● 109 ページ)が異なり，10 年目の看護師の給与が高い。ひと月の労働時間が同じでも給与が異なるため，単純に考えれば，給与の高い看護師が多いと人件費は上がり，給与の低い看護師が多いと人件費は下がる。ただし，経験が浅く未熟な者に比べて，経験豊富な者は同じ労働時間に多くの業務を実施することができるとすると，生産性・効率性が高いことになるため，単純な給与額だけで比較はできない。

　看護職 1 人が 1 勤務帯に患者 6 人を担当して勤務をした場合を考えてみよう。看護師 A は，時間内に業務を終えて次の勤務者に引き継ぎを行ったが，翌日同じ状態の患者 6 人を担当した看護師 B は，時間内に仕事を終えることができず超過勤務を 2 時間生じた。この場合，同じ入院費(収入)に対して，看護師 B に 2 時間分の超過勤務料❶が費用としてかかったことになり，看護師 A に比べて看護師 B の生産性・効率性が低いことになる。

　さらに，医療・看護サービスは，免許や資格，仕事の責任(職責)が異なるさまざまな人々と協働する職場で行われていることを前提とすると，それぞれの生産性や効率性を最大限にして，全体としてサービスを提供することを考える必要がある。

● **物品などにかかる費用**　医療・看護に必要な医薬品や医療材料などにかかる費用は，基本的には診療収益などでまかなうことができる。しかし，その場に十分な量があるからといって，物品などをむだに消費したり，乱暴に扱って破損したり，必要以上の数を確保しすぎた結果，使用期限が過ぎて廃棄処分をしなければならなくなったりすると，それらは不必要な支出となる。看護職は，日常的に多くの物品を取り扱うため，その 1 つひとつの取り扱いに十分に注意する必要がある。

| NOTE
❶超過勤務に対しては，「労働基準法」の規定により，通常の労働時間の賃金の 25%〜50%の範囲の割増賃金を支払わなければならない。

3 病院経営の指標

　病院経営の指標には，① 収益性を示す指標，② 機能性を示す指標，③ 経営の安全性を示す指標がある。

1 収益性を示す指標

病院の収益性を示す指標には，以下のようなものがある。

1 医業利益・医業利益率 医業利益は，医業収益から医業費用を引いたものであり，医業利益率は，医業収益に占める医業利益の割合である。

$$医業利益率(\%) = \frac{医業収益 - 医業費用}{医業収益} \times 100$$

2 材料費・材料費比率 材料費とは，医薬品費，給食材料費，診療材料費，医療消耗器具備品費など，医療サービスの提供に必要な物品の費用である。材料費比率は，医業収益に占める材料費の割合をあらわす。

$$医業収益対材料費率(\%) = \frac{材料費}{医業収益} \times 100$$

3 人件費・人件費率 人件費は職員に支払われる給与等の費用であり，人件費率は医業収益に占める人件費の割合である。

$$医業収益対人件費率(\%) = \frac{給与費}{医業収益} \times 100$$

4 病床利用率 病床数に対する在院患者数の割合である。病院のベッド（病床）がどのくらい利用されているかの平均をあらわしている。

$$病床利用率(\%) = \frac{在院患者延べ数}{許可病床数 \times 365} \times 100$$

2 機能性を示す指標

病院の機能性を示す指標には，以下のようなものがある。

1 平均在院日数 患者の入院から退院までの期間（在院日数）の平均である。

$$平均在院日数(日) = \frac{在院患者延べ数}{(新入院患者数 + 新退院患者数) \div 2}$$

2 患者1人1日あたり入院収益 入院診療収益を年間延べ入院患者数で割ったものである。入院診療単価ともいう。

3 外来患者1人1日あたりの外来収益 外来診療収益を年間延べ外来患者数でわったものである。外来診療単価ともいう。

4 紹介率・逆紹介率 紹介率は，初診の患者のうち，他の医療機関からの紹介状により紹介された患者の割合である。逆紹介率は，他の医療機関に紹介状をもって紹介した患者の割合である。

3 経営の安全性を示す指標

病院経営の安全性を示す指標には，以下のようなものがある。

1 自己資本比率 総資本のうちに占める自己資本の割合である。どれだけ借入金に頼らずに経営できているかを示す。

2 借入金比率 医業収益に占める長期借入金の割合である。借入金の返済能力を示す。

H　業務量のマネジメント

● **看護職の業務量**　看護サービスを提供する看護職にとって，おもな業務は，対象者へのケアの提供であり，その業務量は対象者の状態による看護の必要量や数による。たとえば病院であれば，入院患者の看護必要度と患者数で業務量が異なり，看護単位（●88ページ）ごと，日ごとに業務量が異なる。

　一方，看護単位の全体の業務量が同じでも，その勤務帯の労働者（看護職）の状況と数により，その業務の分配は変化する。一看護単位（病棟）の病床数は決まっているが，対象者の数は，入退院により変動し，その状態（病状）も変化する。また，看護単位の特徴により，時間帯の業務量や検査・手術予定など曜日ごとに業務量が異なることも多い。

　業務量においても，ムリ・ムダのないマネジメントが必要であり，業務量と労働量の需要と供給のバランスをとる必要がある。

● **タスクシフト・タスクシェア**　タスクシフトは業務の移管をさし，タスクシェアは業務の共同化をさす。医療におけるこれらの語は，2017（平成29）年の厚生労働省「新たな医療の在り方を踏まえた医師・看護師等の働き方ビジョン検討会」の報告書のなかで用いられはじめた。もともとは「医師の働き方改革」を端緒としたものであるが，さまざまな職種の働き方を考え直すことにつながっている。看護職においても，あらためて看護の専門性を十分に発揮するために，その生産性・効率性について考える必要がある[1]。

---

column　**空きベッドのマネジメントと個室**

　病棟内の限られたベッドを有効に活用するためには，患者が入院していない空きベッドを極力少なく運用することが求められる。しかし，時としてほかの患者と同室にすることができない患者が発生した場合に，病室内に空きベッドが発生することがある。たとえば，終末期の患者，院内感染のリスクのある患者，せん妄などの不穏行動をおこす患者，さまざまな音を発生する医療機器をつけている患者などの場合には，多床室でほかの患者と同時にケアをすることがむずかしい。それに加えて，平均在院日数が短くなるにしたがって，毎日の患者の出入りが激しくなるために，上記のような患者がいるなかでは，どの患者をどの病室に入室させるのかといったベッドコントロールがむずかしくなってくる。

　こうした場合には，個別の患者の条件を考える必要のない個室は非常に有用である。個室を数多く備えておくことは，日々のベッドコントロールを行ううえで有効な手段となる。一般に，個室は差額を伴う「ぜいたくな病室」と位置づけられることが多いが，近年では，急性期病院の病棟を適切に効率よく運用するためのツールであると考えられている。

1）日本看護協会：看護の専門性の発揮に資するタスク・シフト／シェアに関するガイドライン．2022.

I 情報のマネジメント

　ここでは，とくに組織の管理・運営のための情報について取り上げ，情報やデータをどのようにマネジメントにいかすか，また，守秘義務，プライバシーと個人情報保護，情報開示における情報の扱い方について考える。

1 情報の種類

　組織の管理・運営のために必要な情報は，経営情報・病棟の運営情報・職員情報などである（●表4-8）。

　①**病院の経営情報**　病院全体の経営管理にかかわる情報は，患者統計情報，医業収益分析のための情報，医業費用分析のための情報，生産性分析情報に分けて考えることができる。

　②**病棟の運営に関する情報**　病棟の運営に関する情報には，病棟ごとの患者統計情報である入院患者数，退院患者数などがある。

　③**職員情報**　看護職の職員情報は，職員数，平均勤続年数，定着率・離職率などの組織内の職員全体の状態をあらわす情報と，各職員の経歴，職歴，業績などの個人情報に分けられる。職員の情報は，組織の人事計画のための重要な資料として活用することができる。

2 情報の管理

　情報とは，判断を下したり行動をおこしたりするために必要な事実や数値などの知識である。一般に，データとよばれる事実や数値は，それだけでは情報とはよばれない。ある判断を下したり，行動をおこしたりするための意

●表4-8　病院の経営に関する情報

病院の経営に関する情報	患者統計情報	外来患者数，入院患者数，平均在院日数，病床利用率，外来入院患者比率，手術・分娩件数，検査件数，平均入院単価，平均外来単価，紹介率
	医業収益分析のための情報	外来収益，外来診察指導料，外来投薬注射料，外来検査料，入院収益，入院投薬注射料，入院検査料
	医業費用分析のための情報	医業収益に対する給与費，医薬品費，給食材料費，医療用消耗品費，経費
	生産性分析情報	職員1人あたりの収益，1床あたりの収益，医師1人あたりの収益，病棟あたりの収益，診療科あたりの収益
病棟の運営に関する情報		入院患者数，退院患者数，平均在院日数，病床利用率，手術・分娩件数，検査件数，平均入院単価，紹介率，重症・要注意患者数，担送・護送患者数，外泊・外出患者，付き添いの有無
職員に関する情報	組織内の職員全体の状態をあらわす情報	職員数，採用者数，退職者数，平均勤続年数，定着率，離職率など
	個人情報	職業経歴，勤続年数，専門教育歴，業績，年齢，性別，家族背景など

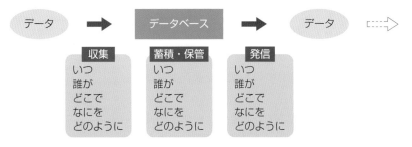

●図 4-27　情報と情報フロー

思決定をするために用いられるとき，情報として意味をなすのである。

　情報は，収集・検索・蓄積・発信などに活用することで，その機能や重要性を増す。情報は，意思決定の基盤となるものであり，いつ・どこで・誰が・なにを・どのように・なんのために，収集・検索・蓄積・発信するのか，また，どのような伝達経路(情報フロー)をとるのかという，それぞれが重要となる(●図 4-27)。

　情報にはいろいろな種類があり，また，同じ情報でも，それを取り扱う対象によってとらえられ方はさまざまである。そのため，情報は複雑なものであり，明確な分類をすることは困難な場合が多い。

　情報システムには，情報が不当に扱われることがないように，機密性を保持できることや安全性が高いことが求められ，蓄積・保管されるデータは，その後の情報源としても扱えるように同じかたち(データ形式の標準化)，同じ内容(データ定義の明確化)であることも必要とされる。情報の取り扱いにおいては，「なんのための情報なのか」をよく考え，適切で正しい取り扱いを行うことが重要である。

● **情報セキュリティ**　情報セキュリティとは，「情報の機密性，完全性および可用性を維持すること。さらに，真正性，責任追跡性，否認防止，信頼性などの特性を維持することを含めることもある」とされている[1]。

　①**機密性** confidentiality　情報へのアクセスを許されていない者に対して，その情報を使用させない，または開示しない状態を確保すること。

　②**完全性** integrity　情報が消去，改ざん，または破壊されることなどがなく，正確さおよび完全な状態を確保すること。

　③**可用性** availability　情報へのアクセスを認められた者が，必要時に情報等にアクセスしたり，使用したりすることができる状態を確保すること。

　④**真正性** authenticity　ある情報または資源が，本物(真正)であることを確実にすること。真正性は，利用者，プロセス，システム，情報などに対して適用する。

　⑤**否認防止** non-repudiation　ある活動または事象がおきたことを，あとになって否認されないように証明する能力を確保すること。

---

1) JIS Q 27000 : 2014 : 情報技術—セキュリティ技術—情報セキュリティマネジメントシステム—用語.

⑥**責任追跡性** accountability　あるエンティティ❶の動作が，その動作から動作主のエンティティまで一意に追跡できることを確実にすることであり，情報資産が改訂された履歴(ログ)などがたどれる状態を確保すること。

⑦**信頼性** reliability　意図する行動と結果が一貫している状態を確保すること。

　情報システムの活用は，IT(情報技術)の発展に伴い進展し，利便性が向上している。一方で，情報システムへの不正アクセスや破壊，利用妨害などの脅威にもさらされている。情報システムの活用のためには，同時に情報セキュリティを担保することが重要である。

3　守秘義務

　職務上，医療・保健・福祉従事者は，それぞれの所属する組織の情報だけでなく，対象者の診断名やプライバシーなどの個人情報にも深くかかわる。看護職には守秘義務があり，これら職務上知りえた秘密は正当な理由なくもらしてはならない。看護師・保健師・准看護師の守秘義務は「保健師助産師看護師法」，助産師は「刑法」において規定されている。

　情報の管理にあたって，その機密性・安全性をまもることは，情報システムの必須要素である。さらに，システムだけではなく，日常業務において職員1人ひとりが情報を正しく取り扱うことが最も重要である。

4　プライバシーと個人情報の保護

● **プライバシーの保護**　プライバシーの保護は，患者の権利の1つであることはいうまでもないが，とくに近年の高度情報通信化された社会において，あらためて課題となっている。

　1980年，経済協力開発機構(OECD)によって「プライバシー保護と個人データの国際流通についてのガイドライン」が勧告され，プライバシー8原則(① 収集制限の原則，② データ内容の原則，③ 目的明確化の原則，④ 利用制限の原則，⑤ 安全保護の原則，⑥ 公開の原則，⑦ 個人参加の原則，⑧ 責任の原則)が示された。

● **個人情報の保護に関する法律(個人情報保護法)**　前記ガイドラインが示されたのち，国内での個人情報に関するいくつかの検討をふまえて，2003(平成15)年に「個人情報の保護に関する法律」(個人情報保護法)が交付され，2005(平成17)年から全面施行された。

　「個人情報保護法」は，高度情報通信社会の進展に伴い個人情報の利用が著しく拡大していることから，個人情報の適正な取り扱いに関して，個人情報を取り扱う事業者の遵守すべき義務等を定めることによって，個人情報の適正かつ効果的な活用に配慮しつつ個人の権利・利益を保護することを目的とした法律である。

□ NOTE

❶**エンティティ** entity
　実体，実在物などと訳される。ここでは，情報を使用する組織および人，情報を扱う設備，ソフトウエアおよび物理的媒体などを意味する。

5 情報開示への対応

　インフォームドコンセントの理念に基づく医療の一環として，カルテ情報の提供・開示を進める動きが活発化している。診療情報の提供は，医療従事者と対象者の信頼関係の強化，情報の共有化による医療の質の向上を目的に進められる。看護記録も同様であり，対象者との信頼関係の構築，対象者の協力を得たよりよいケアの提供のためにも，情報開示を活用することは有意義である。

　一方，情報開示は，本来の目的を外れると，個人情報の悪用につながる危険性もある。開示にあたっては，開示の目的，対象，方法などを明確にし，適切に対処することが重要である。2003（平成15）年，厚生労働省は，「診療情報の提供等に関する指針」により，診療情報提供の必要性や診療情報提供の方法について述べている（◎表4-9）。

◎表4-9　診療情報の提供等に関する指針（抜粋）

1　本指針の目的・位置付け
○本指針は，インフォームド・コンセントの理念や個人情報保護の考え方を踏まえ，医師，歯科医師，薬剤師，看護師その他の医療従事者及び医療機関の管理者（以下「医療従事者等」という。）の診療情報の提供等に関する役割や責任の内容の明確化・具体化を図るものであり，医療従事者等が診療情報を積極的に提供することにより，患者等が疾病と診療内容を十分理解し，医療従事者と患者等が共同して疾病を克服するなど，医療従事者等と患者等とのより良い信頼関係を構築することを目的とするものである。
2　定義
3　診療情報の提供に関する一般原則
4　医療従事者の守秘義務
5　診療記録の正確性の確保
6　診療中の診療情報の提供
7　診療記録の開示
8　診療情報の提供を拒み得る場合
9　遺族に対する診療情報の提供
10　他の医療従事者からの求めによる診療情報の提供
11　診療情報の提供に関する苦情処理
12　診療情報の提供に関する規程の整備

（厚生労働省：診療情報の提供等に関する指針.〈http://www.mhlw.go.jp/shingi/2004/06/s0623-15m.html〉）（参照 2023-06-30）

---

plus	**医療・介護と個人情報保護法**

　厚生労働省は「医療・介護関係事業者における個人情報の適切な取扱いのためのガイダンス」を公表している（最終改正2023〔令和5〕年）。これは，個人情報保護法の対象となる病院，診療所，薬局，介護保険法に規定する居宅サービス事業を行う者などの事業者等が行う個人情報の適正な取り扱いの確保に関する活動を支援するための具体的な留意点・事例等を示したものである。

　個人情報保護法上の個人情報取扱事業者としての義務を負うのは，生存する個人に関する情報に限定されているが，患者・利用者が死亡したのちにおいても，その情報を保存している場合には同等の情報に関する安全管理措置を講ずる必要がある。

J 組織におけるリスクマネジメント

リスクマネジメント(危機管理)とは,組織の利益をまもるため,もしくは損害(リスク)を最小限にするためのマネジメントである。リスクマネジメントとセーフティマネジメント(安全管理)は,事故防止をはかることにおいては共通であるが,その根底にある考え方は異なる(◐25ページ)。対象者の安全を保障することは,看護職の業務の前提であるため,安全管理の考え方が基本である。一方,同時に,医療の提供を継続し組織全体の運営を考えるうえでは,リスクマネジメントの考え方も必要である。

1 法的リスクのマネジメント

医療事故が発生した場合,看護職は,民事責任,刑事責任,行政上の責任を問われる可能性がある(◐175ページ)。また,看護職個人のみではなく,組織としても同様の過程で責任の追及がなされる。

組織が行うリスクマネジメントとしては,組織の管理システムとして,被害者との紛争解決や裁判などにかかる費用をはじめ,損害賠償や慰謝料,行政処分などの責任追及に耐えうるしくみをつくり,運用することが求められる。

2 事業継続計画(BCP)

事業継続計画 business continuity planning(**BCP**)とは,大災害や事故などの被害を受けても重要業務を中断しないため,もしくは可能な限り短い期間で再開できるようにするための計画をいう。

医療施設における災害対策は,これまでに経験した大規模災害の経験をふまえて整備されてきた。しかし,新たな大規模災害が発生するたびに,必ずと言ってよいほど想定外の事態に遭遇することになった。そこで,「不測の事態」に対応するために,非常時の優先業務を決め,業務遂行能力が低下し

---

plus	医療メディエーション

患者からの苦情があった場合や,患者と医療者間での意見の食い違いなどがおこった場合,医療事故が発生した場合などに,患者側と医療側の両方の意見を聞いて話し合いの場を設定するなどして,問題解決に導くための仲介を行うことを医療メディエーションといい,その仲介役となる者を医療メディエーター(医療対話仲介者・医療対話推進者)という。

医療事故にいたらなくとも,ちょっとした誤解や情報のズレが対象者と医療者の信頼関係をこわす可能性もある。通常は,当事者(対象者と医療者)どうしのコミュニケーションにより,問題解決が行われる。しかし,うまくいかない場合には,第三者である医療メディエーターによる対話の促進と情報共有の推進が必要となる。

た状態でも最低限の業務を遂行するための計画の整備が求められるようになっている。

1 災害への備え

　災害とは，自然現象や人為的原因によって，人々に身体的な障害，精神的ストレス，社会的・経済的・物理的な障害などの被害が生じること，またはその状況である。災害により人々が受ける影響は，災害の種類や規模，期間などにより異なるが，どのような災害においても，被災者の受ける障害を拡大させないために，ふだんからの準備が必要である。

　災害対策の基本は危機に対する対応力を備えることである。それは，危機の状態を予期して，対応するためのシステムを整え，手順をつくり，訓練を行い，つねに見直しを行うことを繰り返すことである。

● **災害への対応の基準**　阪神・淡路大震災をきっかけに，災害時の医療体制のあり方が重要視されるようになった。火災・地震などの災害時の対応として，組織としてマニュアルを作成し，通報・避難誘導・消火などの訓練を定期的に行うことが必要であり，マニュアルの内容についても定期的に検討し，つねに活用できるものとして維持していくことが必要である。東日本大震災ののちに検討された，病院災害対応マニュアル構成の基本を○表 4-10 に示す。

● **災害に備える 3 つの段階**　看護管理の視点からみた災害への備えは，「災害に対する脆弱性や対応能力のアセスメント」「災害対策の計画」「計画の実施」の 3 つの段階で構成される。

　①**脆弱性や対応能力のアセスメント**　アセスメントの段階では，① 施設・設備，マンパワーなど，施設がもっている災害時に対応できる資源を明らかにする。次に，② その組織は地震・水害・火災などのうち，どのような災害へのリスクが高いかを明確にする。③ 災害に対応する人々がどの程度教育され，訓練を受け，対応が可能なのかを明確にしておく。

---

column　**東日本大震災における看護管理**

　2011 年 3 月 11 日に発生した東日本大震災は，未曾有といわれるほど甚大な被害をもたらした。あまりにも大きな災害であったため，その被災状況のすさまじさに心を痛めることが多い。そのような状況下において，さまざまな現場で，各看護職のすばらしい活動や看護管理者の対応があったことを，あらためて認識してほしい。

　実際に行われた震災直後の活動から，入院中の患者の安全確保，トリアージへの対応，職員の安否確認とケア提供継続のための再配置，救急対応のための環

境・物的資源確保，地域での相互支援，などが必要であったこと，そして，今後に備えるために，災害対応マニュアルの整備と訓練の必要性，流通と備蓄の確保，災害派遣のための人材育成およびしくみづくり，職種・地域をこえたさまざまな連携の重要性が指摘された[1]。

---

[1] 村上眞須美・上泉和子・鄭佳紅：東日本大震災における管理者の語りと学び. 日本看護管理学会誌 16(1)：67-69，2012.

○表4-10　BCP に基づいた病院災害対応マニュアル構成の基本

第Ⅰ章：災害対応基本方針
考え得る災害と被害
求められる病院対応
職員の参集と職員登録
第Ⅱ章：BCP に基づいた災害対応のためのチェック項目
第Ⅲ章：災害対応のための事前準備
災害対応のための組織
日頃の職員の研修・訓練
災害時必要物品
災害時情報伝達手段
第Ⅳ章：急性期災害対応
災害対策本部
災害時対応部門
諸運用
各部門対応の概要
第Ⅴ章：フェーズ，ニーズの動向への対応（亜急性期・慢性期対応）
医療支援者対応
物流対応
臨時勤務体制の確立
災害時要救援者への対応
災害モードの収束，終了
第Ⅵ章：帳票類，各種記録・報告用紙，付表など

（本間正人：BCP の考え方に基づいた病院災害対応計画作成の手引き．2013．〈http://www.mhlw.
go.jp/file/06-Seisakujouhou-10800000-Iseikyoku/0000089048.pdf〉〈参照 2023-06-30〉）

　②災害対策の計画　これらのアセスメントに基づき災害対策の計画をたてる。具体的には，① 災害対策を担う部門の組織化，② 災害対応の役割の明確化，③ 必要な資源や活用できる資源の明確化，④ 災害発生時の対応計画，⑤ 教育・訓練プログラムの開発，⑥ これらの内容を含んだ災害対応マニュアルの策定，などが含まれる。

　③計画の実施　備えの実践は，おもに教育・訓練を通して行う。

2　災害サイクルからみた災害医療

　災害サイクルには，静穏期・災害準備期・急性期・慢性期などがあり，それぞれの時期に応じて必要となる医療やケアが異なる（○図4-28）。災害時に必要となる医療・看護サービスは，災害サイクルにより異なる。災害看護は，災害に関する看護独自の知識や技術を体系的にかつ柔軟に用いるとともに，ほかの専門分野と協力して，災害の及ぼす生命や健康生活への被害を極力少なくするための活動を展開する。

　たとえば，静穏期から災害準備期には，防災マニュアルの作成や防災訓練の実施，備蓄などを行い，災害準備の計画・訓練を行う。

　また，発災直後の急性期は，救出救助期・救急医療期である。この時期は，被災者が多い場合，限られた職員で最大多数の患者に医療提供を行うことが求められるため，患者の状態の緊急度と重症度から治療の優先順位をきめる作業（トリアージ）が行われる。

　亜急性期となると，持病の悪化や感染症の発生，心的外傷後ストレス障害（PTSD）の発生などがあり，それらへの対応が必要となる。

　慢性期，リハビリテーション期には慢性後遺症，リハビリテーションへの対応が求められる。

　災害に対する対応は，どの組織でも必要とされる場面が生じうるものであるため，組織としてシステムを整えておくことが必要である。

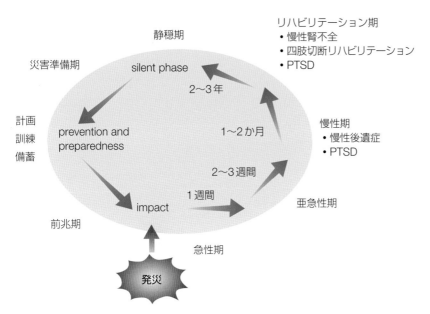

◉**図 4-28　災害サイクルの考え方**
（山本保博：トリアージ——その意義と実際．p.3，荘道社，1999 をもとに作成）

---

column　**新型コロナウイルス感染症対応から学ぶ，看護マネジメント 10 か条**

　新型コロナウイルス感染症の流行初期（2020 年 3 ～4 月），情報が少ないなかで看護管理者は，看護職をまもりつつ看護体制の維持に挑んだ。その看護管理実践をふまえて整理されたのが以下の 10 か条である[1]。看護管理者のみならず，すべての看護職が理解しておきたい。

【基本姿勢 2 か条】
・非常時であることを宣言し，組織が一丸となって取り組む体制をつくる
・組織として職員を守るという明確なメッセージをすべての職員とその家族に伝える

【重要実践 6 か条】
・感染者に対応する看護職員の選定方針を示し，心・技・体が整う看護職員をみつける
・感染対策を含むさまざまな人的・物的支援を職員に届ける

・看護職員が担うべき業務に集中するために組織内の利用可能性がある資源をさがし出す
・最新の情報や院内の情報をすみやかに職員に届けるしくみをつくる
・組織内の差別的発言・温度差や周囲の風評被害により職員が傷つけられることを防ぐ
・看護管理者は正解がわからない状況でも前に進むために選択し説明することを続ける

【将来に備える 2 か条】
・災害の 1 つとして新興感染症対応の準備をする
・地域の医療施設・福祉施設間で相互に協力し合える関係をつくる

＊1 日本看護管理学会・武村雪絵：第 1 回 新型コロナウイルス感染症対応から学ぶ看護マネジメント資料．2021．

3 災害時の対応

　具体的な災害への対応は，組織がその災害によりどのような状態におかれるかにより異なる。たとえば，①病院からの出火や地震によりその病院自体が被災した場合と，②病院自体は被災していない場合では，異なる対応をすることになる。また，①には，規模が小さく施設内で対応が可能な場合と，長期的にライフラインや物資供給の制約をかかえながら医療提供を続けなければならない場合，②には，患者の受け入れが必要とされる場合と職員を派遣し支援体制をとる場合などがあり，さらに災害サイクルのどの時期であるかなどによっても，それぞれに対応が異なる。

　防災マニュアルは，このようなさまざまな状況への対応も含めて作成される必要のあるものであり，職員は組織として作成した行動指針・行動基準であるマニュアルに基づいて行動する必要がある。

● **火災対策**　火災の対策は，火災予防にはじまり，消防計画・防火訓練・避難訓練などの防火対策に組織として取り組み，その基準づくり，行動計画づくり，具体的な訓練などを繰り返すことが必要となる。

● **震災対策**　地震は自然現象であり，予防することができない。したがって，地震対策としては，建物や設備の耐震性能を高めることや，地震発生時に各自があわてずに対処するためのマニュアル整備や訓練をしておくことが必要である。

● **災害対策と教育・訓練**　災害発生時に計画的で十分な対応ができるか否かは，防災対策に関する教育・訓練にかかっている。災害予防教育，避難・搬送訓練，消火訓練，非常事態を想定した診療体制の訓練，トリアージと初期対応エリア設営の訓練，通信訓練など，さまざまな教育・訓練が準備され，定期的に実施されている。一度訓練に参加したからといって終わりではなく，定期的に参加して具体的な行動として身につくようにしておかなければならない。

● **発災時の対応**　どのような災害であっても，発災直後にまずすべきことは，患者や利用者などの安全の確保と確認，安全な場所への避難誘導である。また，ケア提供者自身の身の安全を確保することも大切である。ケア提供者が元気であることによって，患者や利用者などへの対応が可能となる。

　患者の安全が確保されたならば，次に治療や療養を継続できるかを確認したうえでそれらの維持のためにすべきことを実施する。さらに，建物や施設・設備（電気・給排水・空調・情報システムなど）の被害状況を確認する。これらの対応は，マニュアルにそって行われなければならない。確認された状況は，すみやかに，そして逐次，看護管理部門へと報告し，連絡を密にして対応することが大切である。

● **災害後の対応**　災害後には，災害対策や実際の災害対応を評価し，次の災害の可能性に対しての備えを再び計画していくことになる。

K　サービスの評価

　サービスの評価を考える際には，なにを(評価の対象)，誰が(評価者)，どのような視点で(評価の視点)，評価するのかを整理する必要がある。医療や看護におけるサービスは，一般のサービスとの共通点もあるが，医療・看護の特徴をふまえて，その質の評価を考える。

1　医療におけるサービスの質の評価

● **医療の質**　質(品質)とは，「本来備わっている特性の集まりが要求事項(通常暗黙のうちに了解されているまたは義務として要求されているニーズもしくは期待)を満たす程度」と定義されている[1]。この定義を医療にもあてはめると，医療の質とは，医療に常識的に要求されている，医療の提供者および利用者が暗黙のうちに了解している，もしくは義務として要求されているニーズや期待を満たす程度，ということになる。

● **医療の質指標**　医療の質を示す指標として用いられる言葉として，**クオリティインディケーター** quality indicator，**クリニカルインディケーター** clinical indicator(臨床指標)，**パフォーマンスインディケーター** performance indicator などがある。これらは，医療の質を定量的にあらわす指標であり，医療提供の構造，医療提供のプロセスの実績，もたらされた結果の実績を具体的に数値化する指標である。

　近年では，病院関係団体や学会などにより統一された指標を用いて，医療の質について公表することが推奨されている[2]。

● **質評価の対象**　医療の質において，評価の対象は，診療・看護などの提供サービスの質，サービス提供者の知識・技術・接遇を含めた職員の質，利用可能な医療機器・設備の質，事業運営・組織運営などの経営の質などがある。

● **評価者別の分類**　評価者別に医療の質の評価を分類すると，サービスの利用者(対象者)からの評価，サービス提供者の自己評価，質評価専門家からの第三者評価，保険支払組織からの評価などがある(▶図4-29)。

　①**対象者からの評価**　医療においては患者満足❶の評価であり，患者の声である。

　②**自己評価**　看護サービスは，必ずしも供給するサービスのすべてが対象者に認識されているとは限らない。また，利用者のニーズのすべてが必要な看護サービスではないため，看護職が専門職として，みずからサービスを公正に自己評価することが重要である❷。

　③**第三者評価**　近年では，わが国でも第三者機関による医療機関の評価が

NOTE
❶**患者満足**
　提供された医療サービスに対する患者の肯定的な評価を意味する。企業などの顧客満足に対する考え方を医療に適用した考え方である。
❷実際には，日本看護協会の評価基準を使用したり，各施設が独自に評価を行ったりしていることが多い。

---

1) JIS Q 9000：2006(ISO 9000：2005)品質マネジメントシステム—基本及び用語.
2) 日本医療機能評価機構：医療の質指標基本ガイド標基本ガイド——質指標の適切な設定と計測，第1版. 2022.

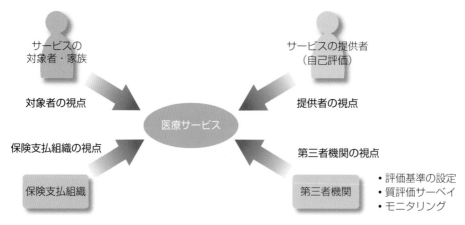

対象者の視点

提供者の視点

保険支払組織の視点

第三者機関の視点

- 評価基準の設定
- 質評価サーベイ
- モニタリング

○**図 4-29　医療サービスの評価の視点**

実施されている。たとえば，日本医療機能評価機構による病院機能評価（○
140ページ）などがある。

　④**保険支払組織からの評価**　保険支払組織からの評価とは，医療費支払い
側からの評価，レセプト審査のことである。

●**評価の視点**　評価の視点には，構造 structure，過程 process，結果 outcome
（アウトカム）の3つの視点がある❶。

　①**構造の視点**　医療が提供される条件の構成因子，ケアの手段やサービス
が行われている組織，施設，設備，人的資源の状態，財的資源などを評価す
る。

　②**過程の視点**　ケア自体とその過程について，タイムリーに実施されたか，
適切であったか，正しく完全に実施されたかなどを評価する。

　③**結果の視点**　提供されたサービスによりおきた状態などの変化に対する
評価を行う。

　これらの視点から看護の質を評価する指標としては，米国看護師協会
American Nursing Association（ANA）の指標などがある（○表4-11）。

■ **医療・看護サービスの質評価の具体的内容**

　一般にサービスの品質を構成するのは，① 物的要素，② 信頼性，③ 反応
性，④ 確信性，⑤ 共感性である[1]。医療サービスにおいては，① 物的要素
は医療提供施設や設備，医療機器などの充実，② 信頼性は，ケアの提供者
が対象者と約束したサービスの内容を正確に実行したか，③ 反応性は，提
供者の対応が意欲的であったか，迅速であったかなど，④ 確信性とは，ケ
アの提供者の判断の的確さや適切さ，対象者を尊重する倫理に基づく態度，
⑤ 共感性はそれぞれの対象者の個別性への配慮と対応である（○表4-12）。

　評価は，看護サービスが計画どおりに実施できたか，できなければ，なぜ
そうなったのか，どこに問題があったのかを明らかにする。個々の対象者へ
のサービスの過程と，その結果をデータとして蓄積し，その評価を重ねるこ

◻NOTE

❶ドナベディアン Donabedian,
A. は医療の質をこの3つ
の視点から評価することを
提唱した。そのため，この
評価の視点はドナベディア
ンモデルとよばれる。

1）近藤隆雄：サービスマネジメント入門．p.199，生産性出版，2000．

○表 4-11　看護の質の評価の指標

	構造 structure	過程 process	結果 outcome
評価の視点	サービス提供のための組織のしくみ 施設，設備 人的資源の状態 財的資源の状態	ケア計画の内容 判断の妥当性，的確性 実施の正確性，確実性，完全性 評価の公正性 継続性，一貫性 タイムリーか(適時性) ニードに対して(判断が)適切か	提供されたサービスによりおきた変化
＊ANAの指標	患者対看護師の割合 看護要員に占める看護師の割合 看護職員の教育歴・資質・資格 患者に提供したケアの合計時間 看護師の超過勤務時間 職員の離職率 看護職員の受傷率	看護師の満足度 ケアの必要要件のアセスメントと実施 疼痛管理 皮膚統合性の維持 患者教育 退院計画 患者の安全の保証 予定外の患者のケアニーズに対する迅速な対応	死亡率 在院日数 有害事象 合併症 ケアに対する患者・家族の満足度 退院計画に対する患者のコンプライアンス

＊ American Nurses Association: *Nursing Care Report Card for Accute Care*. 1995 をもとに作成。

○表 4-12　サービスの品質を構成する要素

	①物的要素	②信頼性	③反応性	④確信性	⑤共感性
構成要素	施設，設備，係員の服装など	約束したサービスについて，まかせられ，正確に実行する能力	サービスを実施するうえでの従業員のやる気と迅速性	従業員の知識や礼儀正しさ	企業が示す，顧客への個人的な配慮と世話
医療サービス	医療提供施設，設備，医療用機器などの充実	ケアの提供者が対象者と約束したサービスの内容を正確に実行したか	対応は意欲的であったか，迅速であったか	提供者の判断の的確さ，適切さ，技術の確かさ，対象者を尊重する態度	対象者の個別性への配慮，対応

---

plus	看護ケアの質の要素と看護の質を構成する技術

　看護ケアの質に関する研究において，看護職の実践をもとに，看護ケアの質の 9 つの要素と，そこに含まれる 5 つの技術が示されている[1]。そして，これらの技術をもとに，看護の質を評価する 6 つの領域が編成され，現在，看護ケアの質を構造・過程・アウトカムの枠組みで評価するシステムもある[2]。

[1] 片田範子：看護ケアの質を構成する要素に含まれる看護技術．看護研究 29(1)：2-4，1996.
[2] 日本看護質評価改善機構：看護ケアの質評価・改善システム．(http://www.nursing-qi.com/)

看護ケアの質の要素	看護の質を構成する技術	看護の質を評価する領域
①人間尊重の重視 ②信頼関係の重視 ③苦痛の緩和 ④看護師の姿勢 ⑤個別性の重視 ⑥家族へのケア ⑦モニタリング機能 ⑧ケア体制の条件 ⑨適切な看護過程	①モニタリング技術 ②痛みの緩和技術 ③家族のケア技術 ④日常生活を改善・維持する技術 ⑤医療チームの連携を生み出す技術	①患者への接近 ②内なる力を強める ③家族の絆を強める ④直接ケア ⑤場をつくる ⑥インシデントを防ぐ

とが重要であり，次への指標とすることができる。この評価は，1人の対象者の入院期間中だけのことをさしているのではなく，退院後についても，また，集団としてもデータの集積が必要である。

2 わが国における医療機能の評価

1 病院機能評価

　日本医療機能評価機構は，1995(平成7)年に設立され，2年間の試行期間を経て1997(平成9)年に本格的に病院機能評価を開始した。

　現行の病院機能評価は，病院の機能により，一般病院，リハビリテーション病院，慢性期病院，精神科病院，緩和ケア病院に区分した「機能種別版評価項目〈3 rdG：Ver3.0〉」を用いている。

　評価対象領域は，第1領域：患者中心の医療の推進(患者の安全確保や倫理面などに対する病院組織の検討内容，意思決定といった基本的な姿勢など)，第2領域：良質な医療の実践1(病棟での患者への診療・ケアの実践状況など)，第3領域：良質な医療の実践2(各部門・各部署の機能の発揮状況や取り組み状況など)，第4領域：理念達成に向けた組織運営(病院全体の基盤となる病院組織の運営・管理状況など)，の4つの領域からなっている。

　審査は，診療管理，看護管理，事務管理の各専門領域の知識と経験を有する評価調査者(サーベイヤー)が実際に病院を訪問して評価を行う。一定の水準を満たすと「認定病院」として認定証が発行され，また病院の広報に認定シンボルマークを使用できるようになる。

2 その他の第三者評価

　その他の第三者評価として，国際標準化機構 international organization for standardization(ISO)による **ISO 9001** や，米国の病院評価認証機関である **JCI による認証**などがある。

　ISO 9001 は，ISO により定められた，品質マネジメントシステムの要求事項を規定した国際規格である。製品の品質保証に加えて，顧客満足および改善を含む組織の管理にまでふみ込んだ要求事項になっていることが特徴である。わが国では，日本品質保証機構によって認証が行われている。

　JCI(joint commission international)は，患者安全と医療の質改善を目ざし，国際的に医療施設を審査する機関であり，2009年以降，わが国における JCI の認証病院が増加している。

参考文献
1. 飯田修平ほか監修：医療の質用語事典. 日本規格協会，2005.
2. 伊藤誠ほか：病院の設計(新建築学大系31)，第2版. 彰国社，2000.
3. 稲田美和監修：婦長機能評価マニュアル(ナーシング・マネジメント・ブックス). 日本看護協会出版会，1996.
4. 岩澤和子：いま，なぜ「看護必要度」なのか. ナーシングトゥデイ14(7)：20-24，1999.

5. 牛場靖彦：リスク・マネジメントの原理原則——危機の時代に一歩先んずる（原理・原則シリーズ）．総合法令，1993．
6. 川村治子ほか：医療のリスクマネジメントシステム構築に関する研究．平成11年度厚生科学研究報告書，2000．
7. 厚生労働省：医療情報システムの安全管理に関するガイドライン，第6.0版．2023．（https://www.mhlw.go.jp/stf/shingi/0000516275_00006.html）（参照 2023-09-30）．
8. 厚生省健康政策局指導課監修：21世紀の災害医療体制——災害にそなえる医療のあり方．へるす出版，1996．
9. 厚生労働省労働基準局労災補償部補償課編：医療機関のための労災保険と労働条件管理，改訂第2版．労働調査会，2001．
10. コーン L. T. ほか編，医療ジャーナリスト協会訳：人は誰でも間違える——より安全な医療システムを目指して．日本評論社，2000．
11. 近藤隆雄：サービスマネジメント入門．生産性出版，2000．
12. 施設環境評価研究会編：施設環境評価マニュアル一般病棟編．中央法規，2000．
13. 清水嘉与子：循環型社会づくりと医療廃棄物．日本看護協会出版会，2001．
14. シャイン E. H. 著，二村敏子・三善勝代訳：キャリアダイナミクス．白桃書房，1991．
15. 社会保険研究所：診療報酬算定のための施設基準等の事務手引き．平成22年4月版，社会保険研究所，2010．
16. 杉谷藤子：「看護事故」防止の手引き（ナーシング・マネジメント・ブックス）．日本看護協会出版会，1997．
17. 田尾雅夫：ヒューマン・サービスの組織——医療・保健・福祉における経営管理．法律文化社，1995．
18. 高橋俊介：人材マネジメント革命——ポスト終身雇用　自由と自己責任の新人事戦略．プレジデント社，1994．
19. 日本医療機能評価機構：病院機能評価事業．（https://www.jq-hyouka.jcqhc.or.jp）（参照 2023-09-30）．
20. 日本看護協会編：新・病院看護機能評価マニュアル（ナーシング・マネジメント・ブックス）．日本看護協会出版会，1993．
21. 日本看護協会編：組織でとりくむ医療事故防止——看護管理者のためのリスクマネジメントガイドライン．日本看護協会出版会，2000．
22. 日本看護協会看護婦職能委員会編：看護婦業務指針．日本看護協会出版会，1996．
23. 日本情報処理開発協会：医療機関向け ISMS ユーザーズガイド—— JIS Q 27001：2006（ISO/IEC 27001：2005）対応．2008．
24. 日本病院会：病院機能標準化マニュアル．医学書院，1992．
25. パトリシア ベナー著，井部俊子監訳：ベナー看護論，新訳版．医学書院，2005．
26. ビアー M. ほか著，梅津祐良・水谷榮二訳：ハーバードで教える人材戦略．日本生産性本部，1990．
27. 山本保博ほか監修：トリアージ——その意義と実際．荘道社，1999．
28. Benner, P. S.: *From Novice to Expert*. Prentice Hall, 2001.
29. Charles Vincent ほか著，安全学研究会訳：医療事故．ナカニシヤ出版，1998．
30. Gillies D. A. 著，矢野正子監修：看護管理——システムアプローチ．へるす出版，1986．
31. Kohn Linda T. et al.: *To Err is Human*. The National Academies Press, 2000.

第 **5** 章

マネジメントに必要な
知識と技術

本章の目標	□ マネジメントの概要を理解する。
	□ 組織の構造とその原則について整理し，マネジメントとの関連を理解する。
	□ 組織における人間および人間関係についての諸理論を理解する。
	□ 組織の構成員を調整する要素を，問題解決の方法とあわせて理解する。
	□ 組織のなかにおける個人の能力を広げるための要素を理解する。

　マネジメントは，組織にとっても，個人にとっても不可欠なものである。組織は，その組織の理念・目的・目標・方針・戦略・計画に基づいて動く。組織が効率的・効果的に活動し，目標を達成するために必要となる活動がマネジメントである。

　組織には原理や原則があり，組織と個人の関係においてこれらの原理・原則を学習することは，マネジメントを行ううえで重要である。

A　マネジメントの基礎知識

　マネジメントとは，ある目的の達成に向けて，人々を動かしていくための活動である（▶9ページ）。そこには，計画，組織化，指揮，統制というプロセス（過程）がある。マネジメントでは，そのプロセスのそれぞれにおいて，つねに，現状を見て分析すること，確認し改善すること，計画すること，実行することなどを周期的（サイクル）に繰り返し行い，よい状態を維持することが必要である。

1　マネジメントプロセス

　マネジメントのプロセスは，次の4つで構成されている[1]。

　①**計画** planning　仕事の**目的**や**目標**，また，それらを達成するまでの**工程**を設定することである。

　②**組織化** organizing　計画の実現のために，**資源**（人的資源，物的資源，財的資源など）をどのように配置し，**責任**や**権限**をどのように配分するのか，有効で効果的な組織を編成することである。

　③**指揮** directing　計画どおりに活動するために，組織のメンバーを誘導することである。このプロセスには，**指示・命令**すること，**指導**すること，**動機づけ**などを行い組織のメンバーの行動に影響を与えることが含まれる。

　④**統制** controlling　設定した計画に基づいて遂行された活動やその結果に対する検証，つまり計画・組織化・指揮などの各プロセスが適正に実施されたかの**評価**を行い，目的からの乖離があった場合に**修正**を行うことである。

1）マネジメントのプロセスについては「計画，組織化，指示・命令，統制」「計画，組織化，指揮，調整，統制」など，さまざまな説があるが，ここではこの4つを採用する。

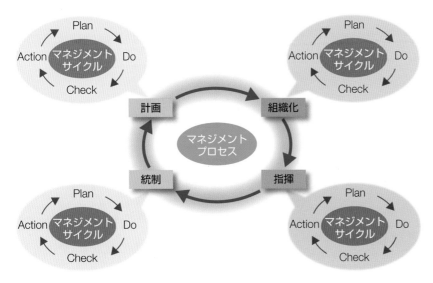

◉**図5-1　マネジメントプロセスとマネジメントサイクル**

2　マネジメントサイクル

　組織は，その目的達成に向けて，マネジメントプロセスを繰り返すことで，活動を継続させていく。しかし，単にマネジメントプロセスを繰り返すだけでは，活動を継続することはむずかしく，組織をよりよい状態とし，またよい状態を維持するための活動が必要となる。

　マネジメントプロセスのそれぞれについて，「つねによい状態をつくり，また保つ」ために必要となる，Plan（計画）― Do（実行）― Check（確認）― Action（処置・改善）の活動を**マネジメントサイクル**という。「計画」「組織化」「指揮」「統制」という1つひとつのプロセスにおいても，このPDCAサイクル❶をまわすマネジメントが重要である（◉図5-1）。

⊟NOTE
❶ PDCA サイクルは，提唱者の名をとって，デミングサイクルともよばれる。

B 組織とマネジメント

　複数の人々がある目的の達成のために構成する組織には，その構造の原則となる組織原則がある。この原則は組織に共通するものであり，組織のマネジメントを行うために，また組織の一員として個人の業務のマネジメントを行うために，その基本となる組織原則を理解する必要がある。

1　組織構造と組織原則

　組織とは，2人以上の人々の，意識的に調整された諸活動，諸力の体系，すなわち，複数の人間が，ある目的のために協力して活動しようとするとき

成立するシステムである[1]。

1 組織構造

組織は，個人ではなしとげることができない仕事を，複数の人々の協働をもって達成するために形成される。そして，その組織が成果をあげ，安定的に維持されるためには，組織の構成要素（成員）の関係，つまり**組織構造**が合理的に形成される必要がある。

組織構造は，組織の成員の地位（職位）やその権限および情報伝達経路（コミュニケーションルート）のしくみであり，公式な組織構造は**組織図**としてあらわされる。

2 組織構造の基本となる原則

組織構造には，その基本となる原則（組織原則）がある。組織原則には大小さまざまなものがあるが，ここでは代表的な4つの原則と，それらに関連する原則について述べる。

組織は，その規模が小さい場合には互いに互いの仕事の内容や状況が容易にわかるが，規模が大きくなればなるほど，誰が，いつ，どこで，なにを，どのようにしているのか，この業務に詳しいのは誰か，誰の指示を，誰が担当し，誰に報告するのか，などがわかりにくくなるものである。指示が不明確で各個人が自分に都合のいい判断で業務を進めると，気づかないうちに2人の人が別々に同じ業務をしていたり，逆に誰もやっていなかったりするなどのムダが生じることがある。これらを避けるために，業務を分担し，割りあてられた業務を専門化して，作業効率の向上につなげるのである。

とくに職能原則と階層原則は，組織の縦と横の関係についての原則であるとともに，作業効率の向上のための原則でもある（◐図5-2）。

◆ 職能原則

職能原則 functional principle とは，組織は分業を基本とし，組織の能率向上のためには業務を分担し，専門化する必要性があるという原則である。分業

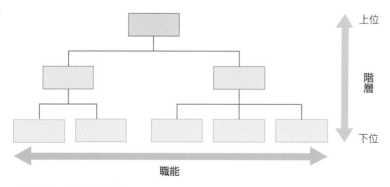

◐**図5-2 職能と階層**

1）飯野春樹編：バーナード経営者の役割（有斐閣新書）．p.48，有斐閣，1979.

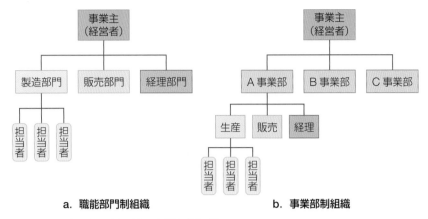

a. 職能部門制組織 　　　　　b. 事業部制組織

▶図 5-3 　職能部門制組織と事業部制組織

は組織の細分化の目安となり，ムリ・ムダ・ムラのない業務の分割は技術の
向上や業務改善につながることになる。

職能原則には**部門化の原則**が含まれ，これは業務が分割される場合，同じ
活動は単一部門にまとめるとする原則である。

● **組織編成の例** 　▶図 5-3 は職能部門制組織と事業部制組織の構造を示し
た組織図である。

①**職能部門制組織** 　組織成員それぞれの職能（◐84 ページ）を単位とした部
門編成である。これは職能原則をそのまま組織化したものであり，組織内の
区分について，たとえば一般製造業種であれば製造・販売・経理などの職能，
病院であれば診療・看護・薬剤などの職能によって区分される。

②**事業部制組織** 　事業を単位とした部門編成である。組織が異なる複数の
事業を有しているとき，同じ職能でも担当事業により実務が異なる場合が生
じるため，まず事業ごとに区分し，そのなかで職能ごとに区分する。たとえ
ば，病院と健診センターで事業が分かれているような場合がある。

① ② どちらの組織区分の方法においても，職能原則がいかされている。

◆ 階層原則

階層原則 scalar principle は，組織には職階❶があり，階層ごとに職務の内
容や責任の度合い，権限などの関係を明確に設定するという原則である。組
織の垂直関係，すなわち上位階層から下位階層までの**権限と責任の委譲**の関
係を明確に設定する。

この原則のなかには，1 人の部下は 1 人の上司のみからの命令についての
責任を負うべきであるという**命令の統一性の原則**や，責任と権限の委譲プロ
セスにおいて命令連鎖上の職位間の管轄に重複やすきまがあってはならない
という**階層の明確化の原則**，定型的意思決定や業務は下位の者に割りあて，
上位階層の職位になるほど非定型的な意思決定や業務を割りあてるべきであ
るという**例外の原則**が含まれている。

● **組織編成の例** 　たとえば▶図 5-4 は，A の下に b・c，b の下に b-1・b-2，
c の下に c-1・c-2・c-3 で構成される組織である。

□ NOTE
❶ **職階**
　職務の内容や責任の度合
いなどに応じて定められた
階級。

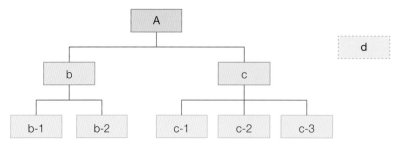

○図 5-4　組織階層
A を頂点とする階層構造。破線で示した d は，階層原則に従えば組織内には存在しない。

　階層原則によれば，A は b と c に責任と権限を与える。A は b と c に命令を与え，b と c はそれぞれ割りあてられた仕事について，A に対する責任を負う。同時に，b は b-1 と b-2 に，c は c-1 と c-2 と c-3 に仕事を割りあて，範囲内においての責任と権限を与える。

　なお，d は組織図においてどこにもつながりがなく，どの階層にいるのかもわからない。階層原則に従えば，このような存在は組織内にはないことになる。

◆ ライン・スタッフの原則

　ライン・スタッフの原則 line-staff principle は，組織におけるラインとスタッフという 2 つの構造についての原則である。

　ラインとは，命令権限とそれによって各職能を調整する責任を有する部門を意味している。**スタッフ**は，それぞれが特定の専門能力をもつ部門である。ライン権限は職位を基礎とし，スタッフ権限は専門分野あるいは専門的知識に由来する。スタッフはラインを通じて組織に助言・助力をするが，スタッフからの意見はあくまでも助言であり，命令ではない。ラインはスタッフの意見を参考にマネジメントを行うが，組織の意思決定を行うのはラインである。

　● 指示・命令系統の例　○図 5-5 の A ─ b ─ f はライン構造である。また，E は A の直轄の専門職として機能するスタッフである。E は b・c・d または f(b の事前の了解を要する)に対して，専門職としての助言や指導を行うと同時に，現場の状況などを把握し，A に対して報告を行う。b・c・d に対する指示・命令は A から，f に対する指示・命令は b からのみ行われる。

◆ 統制限界の原則

　統制限界の原則 span of control principle は，多くの人を 1 人で統制することには明らかに限界があるという原則である。1 人の管理者が統制可能な部下の数については絶対的な基準があるわけではないが，経験上，おおむね 8 人程度といわれている。1 人の上司が管理・統制できる部下の数が多いと階層の少ない平坦(フラット)な組織が形成され，部下の数が少ないと階層が多く縦に長い階層的(トール)な組織が形成される。

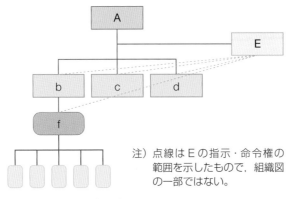

注）点線はＥの指示・命令権の
範囲を示したもので，組織図
の一部ではない。

◉図5-5　ラインとスタッフ

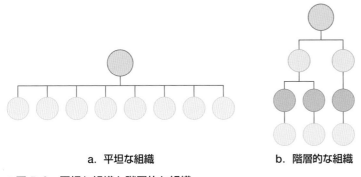

a. 平坦な組織　　　　　　b. 階層的な組織

◉図5-6　平坦な組織と階層的な組織

● **組織形態の例**　◉図5-6は，かりに統制限界を8名とした組織(a)と，2名とした組織(b)の組織図である。aの組織は2つの階層を必要とする平坦な組織になっているのに対し，bの組織は部下全体の8名を統制するのに4つの階層を必要とする階層的な組織になっている。

2 組織マネジメントの基本

　組織の基本要素は，協働意志，共通の目的，コミュニケーションである[1]。したがって，組織の維持・繁栄のためには，これらをマネジメントすることが必要となる。すなわち，組織マネジメントの課題は，① 組織目的達成のマネジメント，② 協働のための管理・運営のマネジメント，③ 知識・技術のマネジメント，④ コミュニケーション手段である情報伝達システムのマネジメントを行うことである。

▌組織目的達成のマネジメント

　組織は，なぜ，なんのために，どのようにしたいのかという，ある目的のもとに成立し，その目的にしたがって動くものである。目的がはっきりしな

1）飯野春樹編：バーナード 経営者の役割（有斐閣新書）．p.56，有斐閣，1979.

い組織では，組織内の**資源**を十分に活用することができない。したがって組織においては，目的を明らかにし，成文化して，組織内部に浸透させ，その目的がつねにまもられているかなどを評価し，調整すること，つまり組織目的のマネジメントを行うことが重要となる。そして，組織目的の達成のために，経営資源である**人的資源**（ヒト），**物的資源**（モノ），**財的資源**（カネ）などをマネジメントする。なお，ヒト・モノ・カネのほか，情報・知識・技術・時間を経営資源としてとらえることもある。

▌協働のマネジメント

　組織は複数の人間で構成されているため，その1人ひとりが，どのような仕事をするのか，どのような役割をもつのか，どのように仕事を分担するのか，責任の所在はどこにあるのかなどを把握し，協力して仕事を進めることが重要である。そのために必要となるのが，協働のマネジメントである。

　協働のマネジメントは，たとえば，組織の構成，業務の分担，責任の配分などを整理し，計画，調整・運用，評価，改善すること，つまり**管理・運営**を行うことである。管理職能は，組織目的を達成するために伝達体系を提供し，**協働意欲**を維持することである。また，組織自体を維持・発達させるために業務を遂行することである。

▌知識・技術のマネジメント

　組織のもつ知識や技術は，組織の生み出す成果のもととなるだけでなく，同時に成果物でもあり，組織の業績に直接反映されるものである。とくに，無形で，言語表現しにくい知識・技能をマネジメントすることは容易ではなく，医療などのサービス業では忘れられがちであるが，知識・技術のマネジメントはきわめて重要である。

▌情報のマネジメント

　情報のマネジメントは，情報自体をマネジメントすることだけでなく，**情報伝達**のしくみやそれによって得られる新たな情報をマネジメントすることも含んでいる。したがって，組織内の情報のマネジメントも重要である。組織内のすべての情報をすべての組織構成員が知っていることが理想的であるが，組織が大きくなり複雑になれば，それは困難になる。そこで必要となるのが，ある情報について，どこにあるのか，誰が知っているのか，それをどのように扱うのか，などの情報のマネジメントである。

C　リーダーシップとマネジメント

　リーダーシップは，組織のなかの集団の人間関係において，重要な概念である。組織の円滑なマネジメントのためには，個人のリーダーシップが大きな影響を果たす。

　ここではリーダーシップとマネジメントに関するおもな理論を紹介する。

1　リーダーシップの定義

　リーダーシップに関する研究は数多くあり，同様に定義も数多くある。以下はリーダーシップの代表的な定義である。

　① **ウェシュラー Weschler, I. R. とマサリック Massarik, F. らの定義（1959年）**　リーダーシップとは，状況のなかで，特定の目的ないし目標の達成のために，コミュニケーション・プロセスを通してふるわれた影響力である。

　② **テリー Terry, G. R. の定義（1960年）**　リーダーシップとは，集団の目標にすすんで努力するよう，人々の活動に影響を及ぼすことである。

　③ **スタジル Stogdill, R. M. の定義（1974年）**　リーダーシップとは，集団のメンバーに受け入れられるような目標を設定し，それを達成するために個々のメンバーの態度や行動を統合的に組み立て，いわゆる組織化を行い，それをさらに一定の水準に維持するという集団全体の機能である。

　このように，それぞれの定義は異なっているものの，ある程度共通した要素として，**リーダーシップ**は「集団に目標達成を促すよう影響を与える"なにか"である」と考えられている。そして近年では，リーダーシップは特定の個人の資質ではなく，「学習によって習得できる行動」であるとされ，さらには「集団の状況に応じて発揮される機能」であるとも考えられている。

2　特性理論

　特性理論とは，リーダーには特定の特性があるということを前提に，リーダーシップに関連づけられる特性を見いだそうとする理論である[1]。特性理論によれば，リーダーは，意欲，決断力，自信，正直，公平さ，信頼，専門

---

plus	リーダーシップ研究の変遷

　リーダーシップに関する初期の研究は，過去の偉大なリーダーの特性を分析し，共通点をさぐる「偉人説 the great man theory」をはじめとする特性理論であった。しかし，同時代に行われた数多くの研究の分析により，それらの研究に共通する特性がわずかであり，すぐれたリーダーについて，特性だけでは一概に説明できないという結果がもたらされた。

　そこで次に，リーダーの行動に着目して分析した行動理論が生まれた。この考え方の変化によって，リーダーシップは生まれもった特性のみではなく，行動を学習することで発揮できるものとしてとらえられるよ

うになった。

　しかし，行動理論の研究においても，リーダーの行動パターンとその集団の成果としての業績の関係を十分に説明することはできなかった。そのため，リーダーシップ研究では，より複雑な要素を含んだ検討がなされるようになり，条件適合理論が注目を浴びるようになった。

　その後も，リーダーシップに関する研究はつぎつぎと行われており，さらにさまざまな状況に応じたリーダーシップのとり方に焦点をあてたコンセプト理論につながっている。

1）Tomey, A. M.：*Guide to Nursing Management and Leadership, 6th edition.* pp. 139-140, Mosby, 2000.

◎表5-1　スタジルによるリーダーの特性

特性	スキル
状況に適応することができる 社会環境に敏感である 野心的で成果を重視する 積極的である 協力的である 頼れる 信頼できる 支配的である（他者に影響を与えたがる） エネルギッシュである（活動レベルが高い） 粘り強い 自信がある ストレス耐性がある 責任を負うことをいとわない	賢い（知的） 概念的 創造的 外交的で気がきく 話し方が流暢 集団の課題に関する知識がある 組織スキル（管理能力） 説得力 社会的スキル

(Stogdill, R. M.・*Handbook of leadership: A survey of the literature.* Free Press, 1974 による. 著者訳)

的な技能などの特性をもっているとされている（◎表5-1）。しかし，それぞれの研究者が提唱する理論ごとに特定された特性が異なり，確定的なものではなく，特性理論だけでリーダーシップを説明することは困難である。

3 行動理論

　行動理論は，有能なリーダーの行動の特徴を特定しようとしたものである。オハイオ州立大学の研究では，リーダー行動を「構造づくり」と「配慮」の2軸をもとに分析が行われた。また，同時期に行われたミシガン大学の研究では，「従業員志向」と「生産志向」の2軸をもとに分析された。同様に，行動理論の多くは，「人間への関心」と「生産への関心」に代表される2軸をもとにリーダー行動を分析している。

　● リーダーシップグリッド　こうした分析の代表的なものとして，**リーダーシップグリッド**（マネジリアルグリッド）がある。これはリーダーシップのスタイルを，人間への関心と生産への関心を軸として，5つのタイプに区分したものである（◎図5-7）。

　リーダーシップグリッドによれば，人間への関心が低く，生産への関心も低いリーダーシップのスタイルの「貧しいマネジメント」，人間への関心が高く，生産への関心が低い「カントリークラブマネジメント」，人間への関心が低く，生産への関心が高い「権威従属」，人間への関心も生産への関心も中間的な「中道マネジメント」，人間への関心も生産への関心も高い「チームマネジメント」があるとされている。

4 コンティンジェンシー理論

　コンティンジェンシー理論 contingency theory は，状況理論，条件適合理論などと訳され，リーダーシップの有効性に影響を与える状況要因を特定しよ

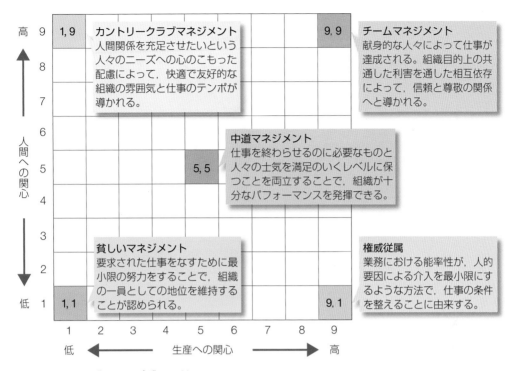

▷図5-7 リーダーシップグリッド
（Blake, R. R. and McCanse, A. A.: *Leadership dilemmas: Grid solutions*. Gulf Publishing Company, 1991 による，一部改変，著者訳）

うとしたものである。代表的なものとして，フィードラーの理論，SL 理論がある。

● **フィードラーの理論**　フィードラー Fiedler, F. E. の理論は，リーダーシップの有効性を，リーダーシップのスタイル（① **人間関係志向型**，② **タスク志向型**）と，状況要因（a. リーダーとフォロワー❶の関係，b. 職務〔タスク〕の構造，c. ポジションパワー）の組み合わせによって説明したものである（▷図5-8）。

この理論によると，3つの状況要因が極端にわるい場合，もしくは極端によい場合は ② タスク志向型リーダーが実力を発揮し，その中間の状況では ① 人間関係志向型リーダーが実力を発揮するとされている。

● **SL 理論**　SL 理論 situational leadership mode（**状況対応理論**）は，効果的なリーダーシップスタイルとフォロワーのレディネス（成熟度）の関係について説明したものである。

この理論は，リーダーシップスタイルを，課題行動（指示的行動）と関係行動（協労的行動）の2次元から分類しており，平均以上の課題行動と平均以下の関係行動からなりたつスタイル1（S1），平均以上の課題行動と関係行動からなりたつスタイル2（S2），平均以上の関係行動と平均以下の課題行動からなりたつスタイル3（S3），平均以下の課題行動と関係行動からなりたつスタイル4（S4）としている（▷図5-9）。

また，フォロワーのレディネスのレベルをフォロワーの能力と意欲および

▪ **NOTE**

❶**フォロワー**

目的達成に向かって人々に影響を与え，人々を動かす「リーダー」に対して，それに従い，与えられた役割を果たす人をさす。リーダーは，フォロワーがいなければ成立しない。リーダーシップの有効性を論じるに際して，フォロワーの存在やフォロワーの役割などの**フォロワーシップ**にも焦点があたるようになった。

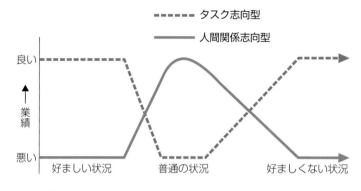

カテゴリー	I	II	III	IV	V	VI	VII	VIII
リーダーと フォロワーの関係	良い	良い	良い	良い	悪い	悪い	悪い	悪い
タスクの構造	高い	高い	低い	低い	高い	高い	低い	低い
ポジションパワー	強い	弱い	強い	弱い	強い	弱い	強い	弱い

◐ **図5-8 フィードラーのリーダーシップ理論**
(Robbins, S. P. and Judge, T. A.: *Organizational Behavior, 15th edition*. Prentice Hall, 2012 による，一部改変，著者訳)

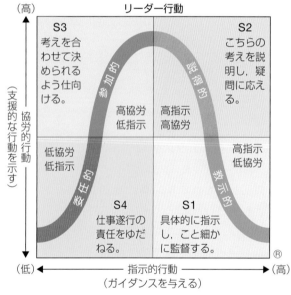

＊状況対応リーダーシップ®は，株式会社シーエルエスの登録商標です。

◐ **図5-9 状況対応リーダーシップ® モデル**
(ハーシィ，P. ほか著，山本成二・山本あづさ訳：入門から応用へ 行動科学の展開——人的資源の活用，新版，p.197，生産性出版，2000 による，一部改変)

確信(自信)の組み合わせで，R1～R4 の4つに分類している。

　そして，フォロワーのレディネス R1 に対応する最適なリーダーシップスタイルは S1(教示的スタイル)，R2 に対応するのは S2(説得的スタイル)，R3 に対応するのは S3(参加的スタイル)，R4 に対応するのは S4(委任的スタイル)であると述べている。

5 コンセプト理論

コンセプト理論は，条件適合理論をふまえたうえで，さまざまな組織やメンバーの状況に応じて，どのようなリーダーシップを発揮していくのかを具体的に検討したものである。代表的なものとして，以下の3つをあげる。

● **カリスマ型リーダーシップ**　カリスマ型リーダーシップ charismatic leadership は，明確な理念や方針を掲げ，並外れた行動力と発想で組織を力強く牽引（けんいん）していくリーダーシップである。リスクをとってでも挑戦し，「フォロワー（部下）からカリスマと認知される」ことによってフォロワーに影響を与えるリーダーシップである。

● **変革型リーダーシップ**　変革型リーダーシップ transformational leadership は，組織の方針を抜本的に見直し，変革（▶165ページ）を行って組織を発展させるリーダーシップである。組織の経営危機などに際して大胆な変革を必要とする状況下において効果的とされる。変革型リーダーシップは「フォロワーにビジョンを示す」ことによってフォロワーに影響を与えるリーダーシップである。

● **サーバント（型）リーダシップ**　サーバント（型）リーダーシップ servant leadership は，フォロワーの働きやすい職場環境を整えたり，業務をサポートしたりすることによって，フォロワーの力を最大限に発揮させるリーダーシップである。サーバント servant は召使（めしつか）いという意味であり，「フォロワーに奉仕するように環境調整やサポートをする」ことによってフォロワーに影響を与えるリーダーシップである。

D 組織の調整

組織は，構成員によって形成される集団であり，組織を維持させ，また変化させながら存続させていくためにはさまざまな調整が必要である。組織を調整するためのツールがコミュニケーションであり，パワーである。

1 集団

集団（グループ）とは，特定の目的を果たすために集まった，互いに影響を与え合い，依存し合う複数の人々の集合である。個人は，安心感，ステータス，自尊心，親密さ，力，目標達成など，社会的欲求・経済的欲求・文化的欲求・心理的欲求・政治的欲求の充足のために集団に参加する。

1 公式集団と非公式集団

集団には公式集団（フォーマルグループ）と非公式集団（インフォーマルグループ）がある。また，特定の集団をチームとよぶこともあり，以下のよう

○表5-2　集団とチーム

	集団(グループ)	チーム
目的	・個々の責任分野内で業務を遂行すること，たすけ合うことを目的とする。 ・目的をメンバーが受容しているとは限らない。 ・情報を共有する。	・共通した職務目的をもち，協働する。 ・職務目的に対し，共通の理解と受容がある。 ・情報を共有する。
意思決定とその方法	・判断は多数決となり，個々に少数意見をもつことがある。 ・非建設的な批判が出る。 ・個々の意見や感情を隠す。	・判断は，メンバーのコンセンサスのもとに行われ，高い評価がある。 ・決議のための話し合いがある。 ・メンバーは，自由に意見を出し合い，かつよく聞く。
メンバーの役割と責任	・個々に自分の役割と特定領域をまもる。 ・個々に責任がある。	・メンバーがそれぞれの役割を理解し，共通目的のために機能する。 ・個別責任があり，相互にも責任をもつ。
評価	・グループのあり方や効果に対する意見交換がない。	・チームの機能や効果に対する評価を行う。
メンバーのスキル	・一貫性がなく，さまざまなスキルをもつ個人の集まりである。	・それぞれが専門的なスキルをもつ個人が，目的に応じて集められる。 ・それぞれのスキルを互いに補完する。
結果	・個々の成果の積算による。 ・あいまいな成果や，否定的なエネルギーを生むことがある。	・プラスの相乗効果(シナジー効果)により，個々の成果の積算よりも高い成果を生む。
リーダー	・割りあてられる，もしくは選出される。	・互いにリーダーシップを分配する。

に整理できる(○表5-2)。

　①**公式集団**　公式集団とは，公式的な目標や目的を達成するために，人為的に組織化され，各メンバーの役割やメンバー間の調整方式が明確に規定されている集団である。

　②**非公式集団**　非公式集団とは，メンバーの心理的欲求に基づいて自然発生するような集団である。共通の趣味や嗜好をもつ仲間などで構成される。

　③**チーム**　公式集団のなかで，協調を通じてプラスの相乗効果(シナジー効果)を生む集団として，チームがある。チームは生産性，組織へのコミットメント，職務へのコミットメント，目標に対するコミットメントにおいて，高い成果をもたらす。

2 集団過程

　集団は，特定の目的をもって集まった複数の人々の集合であるが，集合してすぐに十分な機能を果たすわけではない。集団が共同して作業を行い，目標を達成するまでにはいくつかの過程があり，これを**集団過程** group process という(○図5-10)。

　1 形成期　集団過程の第1段階は形成期 forming stage である。この段階では，集団のなかの個人は，まだ互いを仲間であると認識していない。互いが互いをコミュニケーションの対象であることを認識し，互いについての情報をさぐる時期であり，それぞれ不安やおそれを感じて警戒し，自己防衛する。

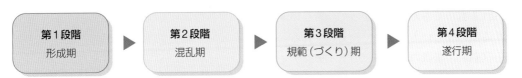

▶図5-10　集団過程

　2 混乱期　第2段階は混乱期 storming stage である。形成期に続くこの段階では，個人がそれぞれの考えや力を発揮しはじめるため，意見の相違が生じたり，緊張が高くなったり，敵意を生じたりして，嵐がおきているような不安定な状態となる。

　3 規範期　第3段階は規範（づくり）期 norming stage である。集団が特定の目的を達成するためには，集団としてのルールが必要である。この段階では，集団にルールが形成され，集団の成員である個人はそのルールにのっとって行動するようになる。そして集団として安定し，相互作用するようになる。一方で，互いの役割を決め，相互のはたらきを期待したり依存したりするようになる。

　4 遂行期　第4段階は遂行期 performing stage である。この段階では，集団の目的が達成されるまで，集団活動の遂行は続けられる。

3 集団規範

　集団規範 group norm は，集団を維持するために決められ，集団の成員がそれに従うことを認めた，行動基準などのルールである。

　集団規範は，それに従うことで集団の成員であることが認められ，逆に従わない場合は，集団の成員としての資格を失ったり制裁を受けたりするという性質をもつ。

4 集団力学

　このように集団には，その特質，集団過程や，集団内外にはたらくさまざまな力の作用や動態があり，これを**集団力学** group dynamics（**グループダイナミクス**）という。組織は，集団の一形態であるため，集団力学によってその成果（集団の生産性）が左右される。

　集団の生産性は，その集団に対するメンバーの凝^{ぎょうしゅう}集性❶の高さや業績に対する関心度，集団の規模により異なり，帰属意識が強く，業績への関心が高いほど生産性が向上する。

2 組織文化

　組織にはそれぞれに個性がある。組織の個性とは，組織や組織の構成員に共通し，かつ特有な考え方や行動をいい，**組織文化**といわれるものである。

　文化とは，ある特定のグループが外部への適応や内部統合の問題に対処する際に学習したもので，グループ自身によってつくられ・発見され，発展・

NOTE
❶凝集性
　集団の構成員（メンバー）を引きつけ，その集団の一員でありつづけるようにはたらく力をさす。

継続させられるものである。したがって，新しいメンバーにもそのような問題に対処する際の正しい方法として教え込まれる。組織文化には，組織をほかの組織と区別し，組織のメンバーのアイデンティティをはぐくみ，考え方や行動を形成し，意味づける機能がある。つまり，組織文化には組織のメンバーの考え方や行動を規制するはたらきがあることになる。ただし，同様のはたらきをもつルールや規範とは異なり，組織文化は，無意識のうちに機能し，しかも組織が自分自身とその環境をどう見るかを，基本的で「当然とみなされた」方法で定義されるものである[1]。

　組織が理念として掲げたことが机上の空論となるか，名実ともに組織全体の姿勢となるかは，組織文化に左右されることもある。よって，組織文化は組織の成果に影響を与えるものである。

3 コミュニケーション

　コミュニケーションとは，社会生活を営む人間の間に行われる知覚・感情・思考の伝達であり，言語・文字その他視覚・聴覚に訴える各種のものを媒介とするものである[2]。コミュニケーションは人と人との関係をつなぐものであり，伝達された側の理解も含めて，組織の円滑な運営に不可欠である。コミュニケーションは，考え，記号化，伝達，受信，解釈，反応，記号化，受信の繰り返しにより進行していく（●図5-11）。

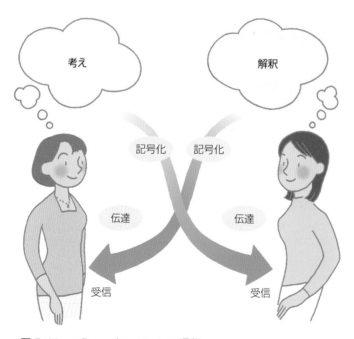

●図5-11　コミュニケーションの過程

1）シャイン E. H. 著，清水紀彦・浜田紀彦訳：組織文化とリーダーシップ．pp.10-12，ダイヤモンド社，1989.
2）新村出編：広辞苑．第7版．岩波書店，2018.

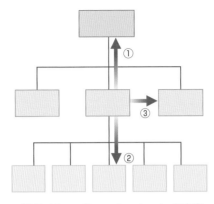

①**上向きのコミュニケーション**
　上司への報告
　仕事の進捗状況，問題発生の連絡
　など

②**下向きのコミュニケーション**
　部下への指示
　業務の割りふり，方針などの周知，
　注意，問題点の指摘，評価　など

③**横向きのコミュニケーション**
　同僚やメンバーとのやりとり
　情報交換，情報伝達　など

◖**図 5-12　コミュニケーションの方向**

● **コミュニケーションの方向性**　組織におけるコミュニケーションは，情報収集・伝達，指示・命令，統制，動機づけの機能があり，① 上向き，② 下向き，③ 横向きなどの方向がある（◖図 5-12）。

　①**上向きのコミュニケーション**　組織や集団の上の階層に向かって流れるものであり，上司への報告や指示をあおぐ場合などである。

　②**下向きのコミュニケーション**　上司から部下へ，下の階層に向かって流れるものであり，組織の方針や仕事の指示，注意などである。

　③**横向きのコミュニケーション**　同じ職場の同僚やチームのメンバーなどで交わされるものであり，情報交換や連絡などである。

● **公式・非公式のコミュニケーション**　組織におけるコミュニケーションでは，フォーマル（公式）コミュニケーションとインフォーマル（非公式）コミュニケーションの両方が用いられている。

　①**フォーマルコミュニケーション**　連携・協働のためのフォーマルなコミュニケーションは，公式な指示・命令・連絡・相談・報告などであり，その方法には会議での報告・連絡や記録などがある。これらは本来の業務を遂行するために必要なコミュニケーションであり，相手・状況・立場が公式なものである。

　②**インフォーマルコミュニケーション**　インフォーマルなコミュニケーションは，フォーマルなもの以外のコミュニケーションである。職場でなにげなく・気軽に交わされているものの，重要な内容であったり，フォーマルには聞くことができない内容であったり，フォーマルなコミュニケーションを円滑に進める機能を果たしたりするコミュニケーションある。これらは組織や社会生活において不可欠なものである。

● **アサーティブネス**　アサーティブ assertive は，もともと「断言する，権利を主張する」という意味であるが，**アサーティブネス**（アサーティブ行動）とは，人の権利を侵害することなく自分の権利をまもり，行使し，平等な人間関係を促進することである。

　断言したり主張したりすることは，攻撃的・戦略的であると誤解されることがあるが，人間がもつ基本的人権に立脚したものである。能動的か・威圧

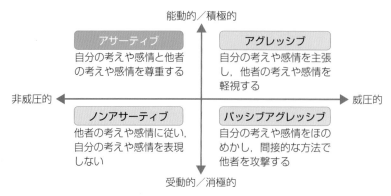

●**図5-13 アサーティブとその他の自己表現行動のスタイルの違い**

的かという2つの軸から整理すると，コミュニケーションにおけるその他の自己表現行動のスタイルであるアグレッシブ aggressive，ノンアサーティブ non-assertive，パッシブアグレッシブ passive aggressive とアサーティブとの違いがわかりやすい（●図5-13）。

ヒューマンサービスの担い手である看護職は，職務としてさまざまなかたちのコミュニケーションをとり，いろいろなかたちの人間関係をもつ。ときには，相手との関係において無意識的に自己否定をしいられ，ストレスを感じ，さらには自尊心が傷つくことも多い。アサーティブは，このような状態にならないための社会的スキルのひとつである。また，アサーティブコミュニケーションは組織内の心理的安全性を高め，組織のよりよい活動にもつながる。

4 動機づけ

組織は，人間のはたらきがなくては成果をあげることができない。人間がなにかをしようとする意思が動機であり，その意思へのはたらきかけ，すなわち条件づけが**動機づけ** motivation（**モチベーション**）である。動機づけは，組織におけるマネジメントの機能のひとつであり，「人間はなにによって動

---

plus	心理的安全性

心理的安全性 psychological safety とは，「みんなが気兼ねなく意見を述べることができ，自分らしくいられる文化」をいう[1]。心理的安全性がある職場では，自分の考えを述べる際に，恥ずかしいと感じたり，批判されたり，あるいは無視されたりすることなく受けとめてもらえると感じられ，思いついたアイディアや考えを率直に発言することができるとされる。医療・

看護の現場においては，日常的なチーム医療の推進，緊急時の対応，医療事故の防止など，さまざまな目的で心理的安全性が重要となる。

---

*1 エイミー C. エドモンドソン著，野津智子訳，村瀬俊朗解説：恐れのない組織──「心理的安全性」が学習・イノベーション・成長をもたらす. pp.14-15, 英治出版. 2021.

機づけられるのか」「どのようにすれば動機づけられるのか」を知り，高い
成果を達成することは，組織の課題である。

　動機づけの理論は，組織においての人的資源の管理にかかわる重要なカギ
となるものであり，マズローの欲求五段階説，ハーズバーグの二要因説（動
機づけ―衛生理論），マクレガーの X 仮説・Y 仮説など，多数存在する。

1 マズローの欲求五段階説

　マズロー Maslow, A. H. の**欲求五段階説**（欲求段階説）は，人間はどのように
動機づけられるのか，人間はどのような欲求をもっているのかを説いたもの
である。この理論では，すべての人は全体を見通したい，成長を続けたいと
いう欲求をもっているとされる。欲求（ニード）には，① 生理的欲求，② 安
全の欲求，③ 所属と愛の欲求，④ 承認の欲求，⑤ 自己実現の欲求があり，
これらは段階的で，低次の欲求が満たされてはじめて高次の欲求が発現する
とされている（◉図 5-14）。

2 ハーズバーグの二要因説

　ハーズバーグ Herzberg, F. の**二要因説**（動機づけ―衛生理論）は，欲求要因
を動機づけ要因（高次の要因）と衛生要因（低次の要因）の 2 つに分けて説明し
たものである（◉図 5-15）。

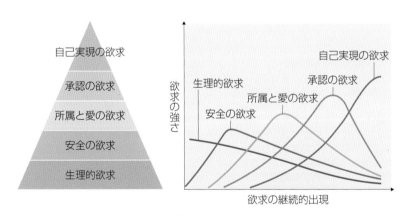

◉**図 5-14　マズローの欲求五段階説**

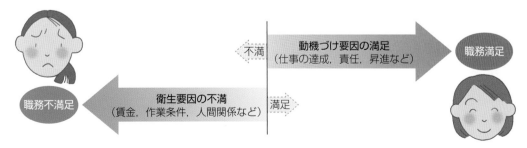

◉**図 5-15　ハーズバーグの二要因説と職務満足・不満足**

①**動機づけ要因**　目標の達成，責任（権限委譲），昇進など仕事そのものにかかわる内発的な要因をさす。これらは「満たされなくても不満ではないが，その経験によって一層の満足を得る」ものである。つまり，動機づけ要因の充実はモチベーションの向上につながり，職務満足❶に強く影響を与える。

②**衛生要因**　賃金，作業条件，上司・部下・同僚との人間関係など，仕事そのものではない外発的な要因をさす。これらは「満たされなければ不満だが，満たされたとしても満足しすぎることはなく限りがない」ものである。つまり，衛生要因の不備はモチベーションの低下をまねき，職務不満足に強く影響を与える。

☐ NOTE
❶**職務満足**
　職務に対する全体的な満足の感覚。反対に，職務に対する全体的な不満足の感覚を「職務不満足」という。職務満足の高い人はその職務に対して積極的な行動をとり，低い人は消極的な態度をとるとされる。よって，職務満足は組織の生産性と関係が深いといえる。

3 マクレガーのX仮説・Y仮説

マクレガー McGregor, D. は，組織で働く人間の本性について，X仮説とY仮説という対立的な考え方を用いて説明した（◎表5-3）。

①**X仮説**　「人間は通常，生来働くことを好まない」とするのがX仮説である。比較的低い次元の欲求が個人を支配しているとされ，この場合の動機づけや管理には限界があるとしている。

②**Y仮説**　「人間は条件しだいで自発的に行動する」とするのがY仮説である。比較的高い次元の欲求が個人を支配しており，人間の成長し発展する可能性のため，統制はその場に即応したやり方で行う必要があるとしている。

◎表5-3　マクレガーのX仮説とY仮説

	X仮説	Y仮説
人間に対する基本的な考え方	1. ふつうの人間は生来仕事が嫌いで，できることなら仕事はしたくないと思っている。 2. この，仕事は嫌いだという人間の特性があるために，たいていの人間は，強制されたり，統制されたり，命令されたり，処罰するぞとおどされたりしなければ，企業目標を達成するために十分な力を出さない。 3. ふつうの人間は命令されるほうが好きで，責任を回避したがり，あまり野心をもたず，なによりもまず安全を望んでいるものである。	1. 仕事で心身を使うのはあたりまえのことであり，遊びや休暇の場合とかわりない。 2. 外から統制したりおどかしたりすることだけが企業目標達成に努力させる手段ではない。 3. 献身的に目標達成につくすかどうかは，それを達成して得る報酬しだいである。 4. ふつうの人間は，条件しだいでは責任を引き受けるばかりか，みずから進んで責任をとろうとする。 5. 企業内の問題を解決しようと比較的高度の想像力を駆使し，創意工夫をこらす能力は，たいていの人に備わっているものであり，一部の人だけのものではない。 6. 現代の企業においては，日常，従業員の知的能力はほんの一部しかいかされていない。
基本となる欲求	生理的欲求 安全の欲求	所属と愛の欲求 承認の欲求 自己実現の欲求
統制方法	命令と統制 アメとムチ ・報酬・約束・奨励金 ・おどし・強制	統合とそれに基づく自己統制 ・統制に唯一絶対のかたちはなく，その場に即応したやり方が必要 ・従業員の欲求を尊重し，経営者と従業員が協力して統合的解決策を得る

5 パワーとエンパワメント

1 パワー

パワー power とは，なにかに影響する，もしくは影響を与える可能性のある能力である。たとえば，価値ある報酬を与えることによって影響を与える力（報酬力），身体的・精神的に苦痛を与えたりおどしたりすることによって影響を与える力（強制力），公式の集団や組織内の地位によって影響を与える力（正当権力），好意をもたれることや「こんなふうになりたい」と思われることによって影響を与える力（同一視力），専門的な知識や技術・能力によって影響を与える力（専門力），論理的な議論や他者に情報を提示することによって影響を与える力（情報力）がある（▶表 5-4）。

● **組織におけるパワー**　組織を中心にパワーを考えると，職位などの地位に基づいて得られ，賞罰や制裁の権限のある公式なパワーは**ポジションパワー**とよばれ，非公式で権限によらず，人格的魅力によりもたらされる信頼関係や献身などを得られるパワーは**パーソナルパワー**とよばれる。ポジションパワーは規制・褒賞・公権のパワーであり，パーソナルパワーは人格・情報・専門能力などのパワーである。

組織のマネジメントやリーダーシップには，他人の行動や考え方に影響を及ぼす手段としてのパワーを知り，じょうずに活用することが必要となる。

2 エンパワメント

エンパワメント empowerment とは，権限を与えること，力をつけること，活性化することを意味する。

組織においては，役割を与えたり，権限を共有または移譲・委譲したり，意思決定へ参加させたりすることによって，パワーを共有したり与えたりすることで，個人にパワーを自覚させ，行使させることである。

個人にパワーの自覚がないと，「自分はなにもできない，弱い，非力である」と思いがちである。エンパワメントは，個人のもっているパワーを意識

▶表 5-4　**社会におけるパワーの例**

報酬力　reward power	価値ある報酬を与えることによる。
強制力　coercive power	身体的・精神的に苦痛を与えたりおどしたりすることによる。
正当権力　legitimate power	公式の集団や組織内の地位による。
同一視力　referent power	好意をもたれることや「こんなふうになりたい」と思われることによる。
専門力　expert power	専門的な知識や技術・能力による。
情報力　information power	論理的な議論や他者に情報を提示することによる。

させ，自信をもたせたり，組織において地位や権限を与えたりすることによっておきるものである。

6 コンフリクト

コンフリクト conflict とは，対立や葛藤を意味する概念である。コンフリクトは，個人，対人間やグループ間，また組織的にも発生する。コンフリクトの原因は，文化の違い，情報の不一致，問題認識の不一致，役割葛藤，対立の蓄積などである（●表5-5）。

コンフリクトは日常的に存在するものであり，コンフリクトがまったくない状態は関係が停滞しがちであるといわれる。しかし，過剰なコンフリクトはストレスとなり，個人や組織の生産性を低下させる。仕事をよりよく進めていくためには，コンフリクトのマネジメントが重要となる。

● **コンフリクト解消のための方策**　コンフリクトを解消するには，まず，問題はなにか，どこが，どのように対立しているのかを整理し，解決に向けて打開策を検討することが必要である。対人関係や組織的なコンフリクトであれば，以下の点をふまえて，相手の話をよく聞き，何度でも十分に話し合うことも重要になる。

（1）**問題はなにか**

① 誰（なに）と誰（なに）が対立しているのか

② 対立の原因はなにか

③ どのような対立なのか

●表5-5　コンフリクトの種類と原因

コンフリクトの種類	コンフリクトの原因	
個人的（自己） 対人的 グループ内 グループ間 組織的	・事実の誤認・誤解 ・問題の定義の不一致 ・情報の不一致 ・コミュニケーション不足 ・コンセンサスの欠如 ・関連度の相違 ・資源の争奪	・地位や権力の違いによる見解の相違 ・あいまいな役割分担・権限分担 ・役割葛藤 ・対立の蓄積 ・文化の違い・習慣の違い

---

plus	**コンフリクトとジレンマ**

　看護の現場で，対象者に必要な治療やケアなのに本人が受け入れなかったり，職場のなかでも，立場によって意見が異なったりするといったコンフリクトが生じる。

　コンフリクトの類語としてジレンマ dilemma がある。ジレンマは，相反する2つのことがらの板ばさみになって，どちらとも決めかねる状態をいう。そして，どちらを選んでも不利益が生じるという意味を含んでいる。コンフリクトは「対立」「衝突」による緊張状態を示すものであるため，コンフリクトのほうが広い意味を示す語である。

（2）**問題の解決策にはどのようなものがあるのか**

　① 個人レベルで解決可能か

　② 解決に必要なものはなにか

　③ その結果，どのようなことが予測できるか

（3）**いちばんよい方法はなにか（解決策の選択），なぜそれが最もよいのか**

7 変化と変革

　変化 change とは，変革に伴う組織内部の権力や権威を分散させたり，集中させたり，またコミュニケーションの流れをかえたりすることなどにより，内部の構造や制度をかえることである。一方，**変革** innovation とは，その組織による新規のモノ，サービス，あるいは技術などの採用であり，意図的に計画された変化である[1]。

● **変化・変革と抵抗**　組織のマネジメントにおいて，変化や変革は，しばしば「問題」として取り扱われる。それは，変化や変革は組織において不可欠なものであるにもかかわらず，実際には抵抗を生じることが多く，組織のマネジメントに障害をきたすことがあるからである。

　変化や変革に抵抗が生じる要因として，(1)不安定性，(2)経済性，(3)社会・心理的要因がある。また，抵抗を強化する要因として，① 情報の不足，② 不確かな情報，③ 必要性がわからない，④ ふだんの習慣と合わない，⑤ 意見を聞いてもらえない，⑥ 不安への対応がない，などがあげられる。

● **変化・変革のレベル**　変化や変革困難度には 4 つのレベルがあり，個人の知識，個人の態度，個人の行動，集団の行動の順に困難度を増し，必要とする時間も多くなる（◗図 5-16）。

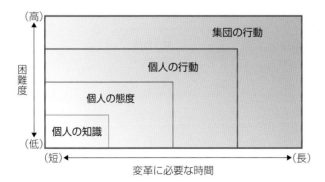

◗**図 5-16　変化のレベルと所要時間，困難度**
（ハーシィ，P. ほか著，山本成二・山本あづさ訳：入門から応用へ　行動科学の展開——人的資源の活用，新版. p.6，生産性出版，2000 による，一部改変）

1）田尾雅夫：組織の心理学（有斐閣ブックス），新版. p.219，有斐閣，1999.

1 変化・変革のプロセス

● **レヴィンによる変革の3つのプロセス**　レヴィン Levin, K. は，変化が成功する際には，その過程（プロセス）として，解凍 unfreezing，移動・変化 moving/changing，再凍結 refreezing の3つのプロセスをふむとしている（●図 5-17）。

　解凍は，変化の準備段階であり，組織に属する個人や集団が変化の必要性を理解したり，変化へ取り組むための動機を高め，伝統や習慣などのそれまでのやり方に区切りをつけたりする段階である。この段階には，関係を築くこと，問題を診断すること，適切な資源（リソース）を獲得すること，解決法を選択することなどが含まれる。

　移動・変化は，実際に各個人が新しい考え方や行動などを受け入れ，取り入れていくことであり，それが広がっていく段階である。

　そして再凍結は，変化による新しい行動が定着していく段階である。

● **ハブロックの変化モデル**　ハブロック Havelock, R. G. は，変化・変革のために必要な段階として，●表5-6 のものをあげている。

2 変化・変革の戦略

　変化・変革のための代表的な戦略として，次のようなものがある。

（1）新しい知識や情報を提供し，理性的・理論的になしとげようとする方法（理性・理論的戦略）

（2）ルールにのっとって再教育を行うことでなしとげようとする方法（規範的・再教育的戦略）

（3）正当な権力や圧力を行使することでなしとげようとする方法（力と圧力戦略）

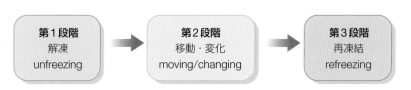

○図5-17　変化のプロセス

○表5-6　変化・変革のための6段階──ハブロック（1973）の変化モデル

① 関係を築くこと
② 問題を診断すること
③ 適切なリソースを獲得すること
④ 解決法を選択すること
⑤ 承認を得ること
⑥ 革新を安定させて，そしてみずから更新すること

(P. S. Yoder-Wise: *Leading and Managing in Nursing, 2nd ed.* p.77, Mosby, 1999，著者訳)

3　変化・変革の取り組みに向けて

　ここで，たとえば，「3交代から2交代への勤務体制の変更」をテーマとして，変化・変革に取り組むことを考えてみよう。

　変化・変革に取り組む際に，まずやっておく必要があるのは，「この変化・変革が成功するか」を分析することである。取り組もうとしている変化・変革に賛同してくれる力（推進力）はどれくらいあるのか，抵抗する力（抑止力）はどれくらいあるのか，それらを整理し，図におこして分析する。このような分析を**フォース-フィールド-アナリシス**という。

　例題について，フォース-フィールド-アナリシスの図を描いてみたところ，▶図 5-18 のようになった。

　推進力には，通勤回数が減るので事実上の休みが増えると考える看護師，引き継ぎ回数が減るためロスタイムが減少し患者サービスが向上すると考える看護師長，夜間の通勤にかかるタクシー代や夜間の超過勤務が減ることによる経費削減を喜ぶ事務部門・看護部長・病院長などをあげることができる。

　一方，抑止力には，いままでの習慣をかえることに反対する看護師や，長時間労働による集中力の低下から医療安全リスクの上昇や患者サービスの低

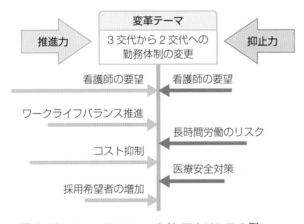

▶図 5-18　フォース-フィールド-アナリシスの例

---

column　変革にチャレンジしよう

　「なにかおかしい」「なにかやりにくい」「手間がかかりすぎる」と思ったときが変革のチャンスである。仕事のムリやムダが少なくなるように調整することはマネジメントの一種であり，「おかしい」こと，「やりにくい」こと，「手間がかかりすぎる」ことはマネジメントの対象となるものである。

　一方で，変革には抵抗がつきものであり，関与するすべての人がはじめから積極的に応じてくれることは少ない。

　変革を成功させるためには，変革に関与する人々や環境（状況）を十分に調整し，変革への抵抗よりも推進力を大きくする必要がある。それぞれの力の要素にどのようなものがあるのか，どのようにすれば抵抗力を推進力にかえることができるのか，しっかりと戦略をたてて計画的に実行に移すことが必要である。

下を心配する看護師長，労働条件の悪化を懸念する労働組合などをあげることができる。また，このような「人」以外にも，さまざまな要因や環境条件などをあげることができる。

　これらの要因について，それぞれのもつ力の大きさを矢印の長さや量などであらわすと，推進力と抑止力の「力のバランス」をわかるようになる。▶
図 5-18 では「推進力」の矢印のほうが長くなっているので，この変革は成功する可能性が高いことがわかる。

　分析の結果，「抑止力」のほうが大きかった場合は，その変革は成功する可能性が低いことになる。その場合，変革をどうしても成功させたいときには，推進力をより強くし，抑止力を弱めるような対策を講じる必要がある。

参考文献

1. エイミー C. エドモンドソン著，野津智子訳，村瀬俊朗解説：恐れのない組織——「心理的安全性」が学習・イノベーション・成長をもたらす. 英治出版. 2021.
2. 大月博司ほか：経営学——理論と体系，第 2 版. 同文館，1997.
3. 菊池章夫・堀毛一也編著：社会的スキルの心理学——100 のリストとその理論. 川島書店，1994.
4. 工藤秀幸：経営の知識(日経文庫). 日本経済新聞社，1985.
5. 桑田耕太郎・田尾雅夫：組織論(有斐閣アルマ). 有斐閣，1998.
6. 斉藤勇・藤森立男編：経営産業心理学パースペクティブ. 誠信書房，1994.
7. シャイン，E. H. 著，清水紀彦・浜田幸雄訳：組織文化とリーダーシップ——リーダーは文化をどう変革するか. ダイヤモンド社，1989.
8. シャイン，E. H. 著，二村敏子・三善勝代訳：キャリア・ダイナミクス——キャリアとは，生涯を通しての人間の生き方・表現である。. 白桃書房，1991.
9. スコット，W. G. ほか著，鈴木幸毅監訳：組織理論——構造・行動分析. 八千代出版，1985.
10. 田尾雅夫：組織の心理学(有斐閣ブックス)，新版. 有斐閣，1999.
11. 田尾雅夫：ヒューマン・サービスの組織——医療・保健・福祉における経営管理. 法律文化社，1995.
12. 高柳暁・飯野春樹編：経営学 2(有斐閣双書)，新版. 有斐閣，1992.
13. ダグラス マクレガー著，高橋達男訳：企業の人間的側面——統合と自己統制による経営. 産能大学出版部，1970.
14. デビッド フォンタナ著，高山巌・岡安孝弘訳：実践ストレスマネジメント. 金剛出版，1996.
15. 野口悠紀雄：続「超」整理法・時間編——タイム・マネジメントの新技法(中公新書). 中央公論社，1995.
16. ハーシィ，P. ほか著，山本成二・山本あづさ訳：入門から応用へ 行動科学の展開——人的資源の活用，新版. 生産性出版，2000.
17. マレッリ，T. M. 著，細野容子ほか訳：実務にいかす 看護管理の基本. 医学書院，1998.
18. 三隅二不二ほか編：組織の行動科学(応用心理学講座). 福村出版，1988.
19. メロディ シェネバート著，竹尾惠子監訳：プロのナースになるために. 医学書院，2000.
20. ロバート E. アルベルティ・マイケル L. エモンズ著，菅沼憲治・ジャレット純子訳：自己主張トレーニング——アサーティブネス. 東京図書，2009.
21. ロビンス，S. P. 著，高木晴夫監訳：組織行動のマネジメント——入門から実践へ. ダイヤモンド社，1997.
22. 渡辺三枝子編著：キャリアの心理学——働く人の理解〈発達理論と支援への展望〉. ナカニシヤ出版，2003.
23. Gilles, D. A.: *Nursing Management: A Systems Approach, 3rd edition*. WB Saunders, 1994.
24. Marquis, B. L., Huston, C. J.: *Leadership Roles and Management Functions in Nursing: Theory and Application, 4th edition*. Lippincott Williams & Wilkins, 2003.
25. McGuffin, J. A.: *The Nurse's Guide to Successful Management: A Desk Reference*. Mosby, 1999.
26. Monica, E. L.: *Management in Health Care: A Theoretical and Experiential Approach*. MacMillan, 1993.
27. Tomey, A. M.: *Guide to Nursing Management and Leadership, 6th edition*. Mosby, 2000.
28. Yoder-Wise, P. S.: *Leading and Managing in Nursing, 2nd edition*. Mosby, 1999.

第 6 章

看護を取り巻く諸制度

　看護におけるマネジメントは，看護を「しくみ」としてとらえたり，数ある「しくみ」のなかのひとつとしてとらえたりして，看護がうまく機能するようにすることである。そこで，その前提知識として，看護の定義や，看護を取り巻く環境要因としての諸制度について知る必要がある。

　ここでは，「看護とはなにか」「看護職とはなにか」「看護を取り巻くものとはどのようなものか」などについて，あらためて整理してみよう。

A　看護職

　本書でいう**看護職**とは，法律上看護を業として許されている者，つまり，看護を職業とすることを認められた者である。わが国においては国家資格である看護師・保健師・助産師と，都道府県知事が免許を与える准看護師を総称している（◯表6-1）。

1　看護職の定義

● **保健師助産師看護師法における定義**　わが国において，看護職を定義している法律は「保健師助産師看護師法」であり，それぞれの看護職は以下のように定義されている❶。

　1 看護師　看護師は「厚生労働大臣の免許を受けて，傷病者若しくはじよく婦に対する療養上の世話又は診療の補助を行うことを業とする者」である（同法第5条）。看護師でない者は，この業をしてはならない（同法第31条）。

　2 保健師　保健師は「厚生労働大臣の免許を受けて，保健師の名称を用いて，保健指導に従事することを業とする者」である（同法第2条）。保健師は看護師国家試験に合格していることが前提であり，看護師業務を業とすることができるが，保健師業務は保健師でなければ，保健師またはこれに類似する名称を用いて，この業をしてはならない（同法第29条）。

　3 助産師　助産師は「厚生労働大臣の免許を受けて，助産又は妊婦，じよく婦若しくは新生児の保健指導を行うことを業とする女子」である（同法第3条）。助産師は看護師国家試験に合格していることが前提であり，看護師業務を業とすることができるが，助産師業務は助産師でなければこの業をしてはならない（同法第30条）。

　4 准看護師　准看護師は「都道府県知事の免許を受けて，医師，歯科医

▱NOTE
❶病院などの医療現場には，看護業務を補助する仕事を行う「看護補助者」とよばれる人がいる。看護補助者は組織の管轄上，看護部門に位置づけられ，「看護要員」とされる。このことから看護職と混同しやすく，注意を要する。

○表 6-1　看護職の免許と業務の区分

職種	看護師		保健師	助産師	准看護師
法令	保健師助産師看護師法（昭和 23 年 7 月 30 日法律第 203 号）				
学校入学資格 （養成所入所資格）	高等学校卒業	3 年以上准看護師業務に従事している者または高等学校卒業の准看護師	看護師国家試験受験資格保有者等	看護師国家試験受験資格保有者等	中学校卒業
修業期間	3 年あるいは大学において必要な学科を修めて卒業した者	2 年	1 年	1 年	2 年
試験実施者	厚生労働大臣				都道府県知事
免許権者	厚生労働大臣				都道府県知事
業務内容	傷病者もしくは褥婦に対する療養上の世話または診療の補助		保健師の名称を用いて保健指導に従事すること	助産または妊婦，褥婦もしくは新生児の保健指導	医師，歯科医師または看護師の指示を受けて，看護業務をなすこと

師又は看護師の指示を受けて，前条に規定すること❶を行うことを業とする者」である（同法第 6 条）。

● **ICN による看護師の定義**　**国際看護師協会** International Council of Nurses（ICN）は，「看護師とは，基礎的で総合的な看護教育の課程を修了し，自国で看護を実践するよう適切な統制機関から権限を与えられている者である」と定義している[1]。

　ここでいう「基礎的で総合的な看護教育」は次のように定義されている。「看護基礎教育とは，一般看護実践，リーダーシップの役割，そして専門領域あるいは高度の看護実践のための卒後教育に向けて，行動科学，生命科学および看護科学における広範囲で確実な基礎を提供する，正規に認定された学習プログラムである。看護師とは以下のことを行うよう養成され，権限を与えられている。(1)健康の増進，疾病の予防，そしてあらゆる年齢およびあらゆるヘルスケアの場および地域社会における，身体的，精神的に健康でない人々および障害のある人々へのケアを含めた全体的な看護実践領域に従事すること，(2)ヘルスケアの指導を行うこと，(3)ヘルスケア・チームの一員として十分に参加すること，(4)看護およびヘルスケア補助者を監督し，訓練すること，(5)研究に従事すること」。

2　看護職と専門職性

　専門職 profession は，① 公共のためにサービスを提供する，② 特殊な技能

▭ NOTE
❶「保健師助産師看護師法」第 5 条に規定された「傷病者若しくはじよく婦に対する療養上の世話又は診療の補助」をさす。

1）国際看護師協会著，日本看護協会訳：ICN 看護師の定義. 1987.（https://www.nurse.or.jp/nursing/international/icn/document/definition/index.html）（参照 2023-06-30）.

をもつ，③ 特権または地位の法的または社会的承認をもつ，④ 自己規制が可能である，⑤ 非利己的（利他的）態度をもつことが特徴である[1]。

「看護職は専門職である」というときと，「看護の専門性とはなにか」というときでは，「専門」という言葉がさす意味が異なっている。これは**プロフェッショナル** professional と**スペシャリスト** specialist の違いである[1]。プロフェッショナルとは，専門職といわれる職業に従事している人であり，一方，スペシャリストとは，特定の分野において特別な知識や技術を備えていると評価される人で，組織内において特殊技能とリーダーシップを発揮する。

専門職の技能には，仕事を計画・調整するマネジメントの能力も含まれる。技術や知識をもつだけでなく，それらを必要に応じて活用することが，専門職者の職務である。

NOTE
❶日本語では両者とも「専門」という言葉を用いているが，看護専門職はprofession であり，専門看護師は specialist である。これらは異なる意味となるので，注意が必要である。

3 看護職と法・制度

法は社会規範であり，社会のなかで生活し，仕事をするうえで必要なルールである。具体的には，国の法律，政令，省令などのほか，地方自治体の条例・規則があり，これらを総称して**法規**という（◉図6-1）。

① **法律**　憲法の定める一定の手続きによって制定された法規である。看護職に関係の深い法律は，看護制度や看護職員の資格，業務などの基本的な規範を定めた「保健師助産師看護師法」と，看護師等の人材確保の促進のために制定された「看護師等の人材確保の促進に関する法律」である。

② **政令**　内閣が制定する命令である。これには，① 法の規定を実施するためのもの（執行命令）と，② 法律の委任した事項を定めるもの（委任命令）の2種類がある。看護職に関係の深い政令としては「保健師助産師看護師法施行令」「看護師等の人材確保の促進に関する法律施行令」などがある。

③ **省令**　各省の大臣がその担当事務について発する命令である。「保健師助産師看護師法施行規則」「看護師等の人材確保の促進に関する法律施行規則」「保健師助産師看護師学校養成所指定規則」はこれに該当する。

法律	保健師助産師看護師法	看護師等の人材確保の促進に関する法律
政令	保健師助産師看護師法施行令	看護師等の人材確保の促進に関する法律施行令
省令	保健師助産師看護師法施行規則	看護師等の人材確保の促進に関する法律施行規則
	保健師助産師看護師学校養成所指定規則	

◉**図6-1　看護関連法規**

1）石村善助：現代のプロフェッション．p.18，至誠堂，1969．

1 保健師助産師看護師法と関係法令

1 **保健師助産師看護師法**　この法律は 1948(昭和 23)年に制定され，看護職の資格や業務について規定している。① 看護師・保健師・助産師・准看護師の定義，② 免許取得要件，③ 試験の受験資格，④ 名称または業務の独占，⑤ 業務上の一般的義務，⑥ 法律違反に対する罰則，などについて，それぞれの基本事項を規定している。

2 **保健師助産師看護師法施行令**　この政令は，法律(保健師助産師看護師法)の委任を受けて，免許の申請，保健師籍・助産師籍・看護師籍および准看護師籍の登録・訂正，免許証の書換交付・再交付，返納などに関する事項，そのほか保健師助産師看護師試験委員について規定している。

3 **保健師助産師看護師法施行規則**　この省令は，法律(保健師助産師看護師法)および政令(保健師助産師看護師法施行令)に基づいて，免許の申請や籍の登録に関する細部事項，国家試験および准看護師試験の試験科目や受験手続き，助産録の記載事項などについて規定している。

4 **保健師助産師看護師学校養成所指定規則**　この省令は，保健師・助産師・看護師・准看護師の養成機関である学校または養成所に関して，入学資格・修業期間・教育内容，教員の数，実習施設などの施設設備，変更の申請・届け出，そのほか指定のための条件などを規定している。

2 看護師等の人材確保の促進に関する法律と関係法令

1 **看護師等の人材確保の促進に関する法律**　この法律は，わが国の高齢化と医療の高度化に伴って増加する看護の需要や保健医療の変化に対応するため，看護師等の人材確保を目的として，1992(平成 4)年に制定されたものである。看護師等の育成・定着促進のため，厚生労働大臣・文部科学大臣に「看護師等の確保を促進するための措置に関する基本的な指針」を定めることを義務づけている。この指針には，看護師等について，① 就業の動向，② 養成，③ 処遇の改善，④ 資質の向上，⑤ 就業の促進，⑥ 看護師の確保など，看護師等の確保の促進に関する事項が含まれている。

---

plus	看護師等の確保を促進するための措置に関する基本的な指針

　2023(令和 5)年，約 30 年ぶりに「看護師等の確保を促進するための措置に関する基本的な指針」が改定された。この間に看護師等を取り巻く環境・状況は大きく変化しており，少子高齢化に伴う現役世代の急減，働き方改革など，社会情勢をふまえてあらためて内容が整理された。また今回の改定以降も，必要に応じて指針の見直しを行うことも明記された。

　看護師等の処遇の改善については，勤務間インターバルの確保の努力義務，AI・ICT 等の技術活用などを通じた看護業務の効率化・生産性向上，ハラスメント対策，タスクシフト・タスクシェアなどが示された。看護師等の資質向上については，生涯にわたる研修，新人看護職員研修に加え，特定行為研修の推進や看護管理者の資質向上も明示された。さらに，看護師等の確保では，新興感染症や災害などへの対応に関する看護師の確保が追記された。

　またこの法律は，看護師等の確保のため，公共職業安定所において雇用情報の提供などを行うことを定めている。さらに，都道府県知事と厚生労働大臣は調査，情報の提供などの業務を行う公益法人として，それぞれ**都道府県ナースセンター**と**中央ナースセンター**を指定することができるとしている。

　さらにこの法律では，看護師等の責務として，保健医療の重要な担い手としての自覚のもとに，高度化し，かつ，多様化する国民の保健医療サービスへの需要に対応し，みずから進んでその能力の開発および向上をはかるとともに，自信と誇りをもってこれを看護業務に発揮するよう努めなければならないとしている（同法第6条）。また，病院等を離職した場合には都道府県ナースセンターに届け出るよう努めなければならない（同法第16条の3）。

　一方で，国民は，看護の重要性に対する関心と理解を深め，看護に従事する者への感謝の念をもつよう心がけるとともに，看護に親しむ活動に参加するよう努めなければならないとも定めている（同法第7条）。

　②**看護師等の人材確保の促進に関する法律施行令**　この政令は，「看護師等の人材確保の促進に関する法律」に規定されている内容のうち，国が開設する病院での適用についての特例について規定したものである。

　③**看護師等の人材確保の促進に関する法律施行規則**　この省令は，「看護師等の人材確保の促進に関する法律」に規定されている看護師等確保推進者についての要件，法律の適用に関する特例について規定したものである。

4　看護職の職業倫理と法的責任

　看護職がなにをするべきか，あるいはなにをしてはいけないのかは，法律により規定されるとともに，看護職者の倫理に基づいて判断される。

　看護職のような専門職は，専門的知識を必要とするため，専門的な独立性がある。しかし，専門的知識があればどのようなことをしてもよいわけではなく，つねに倫理に基づいた行動が求められる。また，看護職の判断と行動は手順やマニュアルだけで規定できるものではなく，複雑でかつさまざまな要素を応用した，状況に即した適正な判断が要求され，知識のみならず倫理をよりどころとした判断と行動が必要となる。

● **倫理原則**　医療における生命倫理として，① 自律尊重，② 善行，③ 無危害，④ 正義の4原則がある。これに ⑤ 誠実，⑥ 忠誠を加えた6つの原則が，看護倫理の原則とされている[1]。

● **看護職の職業倫理**　看護職は免許をもって職業に従事する者であり，専門職としての職業倫理を遵守することが期待される。「**看護職の倫理綱領**」[2]および「**ICN看護師の倫理綱領**」[3]は看護を職業とする者の規範であり，看

1）サラ T. フライほか著，片田範子ほか訳：看護実践の倫理――倫理的意思決定のためのガイド，第2版．日本看護協会出版会，2005．
2）日本看護協会：看護職の倫理綱領．2021．（https://www.nurse.or.jp/nursing/rinri/rinri_yoko/index.html）（参照 2023-06-30）
3）国際看護師協会：ICN看護師の倫理綱領（2021年版）．2021．（https://www.nurse.or.jp/nursing/international/icn/document/ethics/index.html）（参照 2023-06-30）

護職であれば誰でもが共有すべき判断の基準である。そして，看護職1人ひとりがその職務上の倫理を理解し，その状況に応じて判断することが求められている。

● **法令の遵守**　看護職は，個人として，社会や組織に属する1人として，さらに国から免許を与えられた者として，法令を遵守する義務がある。それは法令に違反した場合，個人としてのみでなく，所属する組織や，看護，医療全体に対する不信につながるからである。意図せず法令違反となることのないよう，とくに業務に関わる法令については日ごろから情報を得るようにしておく必要がある。

● **看護職の法的責任**　法的な意味で責任というときには，法に基づいて不利益や制裁を加えられることをいう。法的な責任には，刑事責任，民事責任，行政上の責任がある。

(1) 刑事責任：刑法により加害者に対して刑罰を科すためのもの。

(2) 民事責任：被害者の損害回避を目的とするもの。実際の損害が発生した場合に問われる。

(3) 行政上の責任：行政目的を達成するために国や地方自治体によって追及される責任。

　看護職の行為は，その内容によって，刑事責任，民事責任，行政上の責任を問われる可能性があることを忘れてはならない。

5 看護職の教育制度

　看護職の教育制度は，免許を取得し，資格を得るための基礎教育課程と，免許取得後の継続教育に大別できる（◉図6-2）。

---

plus	**看護職の行政処分**

　2002（平成14）年，医道審議会保健師助産師看護師分科会看護倫理部会において，「保健師助産師看護師行政処分の考え方」がまとめられた（2005〔平成17〕，2016〔平成28〕年に改正）。

　「保健師助産師看護師法」に規定されている行政処分は，看護職が罰金以上の刑に処せられたときに，看護倫理の観点からその適性などを問い，免許の取り消しや業務の停止を命じられるものである。

　保健師，助産師，看護師は国家資格であり，その職に従事する者には，倫理が求められることから，この資料では，事案別に行政処分の考え方が整理されている（◉表）。

◉表　保健師助産師看護師に対する行政処分の考え方（事案別）

1) 身分法違反
2) 麻薬及び向精神薬取締法違反，覚せい剤取締法違反及び大麻取締法違反
3) 殺人及び傷害
4) 業務上過失致死傷（医療過誤）
5) 業務上過失致死傷（交通事犯）
6) 危険運転致死傷
7) わいせつ行為等（性犯罪）
8) 詐欺・窃盗
9) 診療報酬及び介護報酬の不正請求等

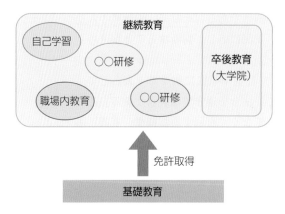

◖図6-2　看護職の基礎教育と継続教育の概念図

1　看護基礎教育課程

　看護基礎教育課程とは，看護職になるための教育課程，つまり看護師，助産師，保健師免許や，准看護師免許を取得するための教育課程である（◖図6-3）。

　2022（令和4）年4月現在，看護師養成が可能な看護基礎教育課程をもつ学校養成所は，大学303校，短期大学14校，その他養成所543校である。近年，とくに大学の増加が著しく，看護師養成校一学年定員の約半数を占めるようになっている。

● **看護基礎教育課程の多様性**　看護職の基礎教育課程は，看護師養成カリキュラムのある大学，3年課程とその定時制，2年課程とその定時制，5年一貫教育，准看護師の2年課程とその定時制，およびそれらの組み合わせ，助産師・保健師の1年課程との組み合わせなどがあり，非常に複雑な構成になっている（◖図6-4）。また，各教育課程をもつ学校・養成所は，その設置主体などのさまざまな点で異なっており，複雑さを増している。

---

plus	**看護職の教育制度の確立**

　看護職の教育制度は，明治時代以降，各県，各施設の必要に応じて独自に行われていた。当時は，看護に従事する者は，教育も，実際の業務もさまざまであった。

　現在の「保健師助産師看護師法」は，戦後，1948（昭和23）年に，米国の制度を手本に，看護職の資質の向上，専門職としての看護の確立をはかるために制定された。これにより看護師は，看護を職業とする者として，高等学校卒業後に3年の専門課程を課して養成されることとなった。

　また，助産師は看護師教育の履習を基本に，さらに

助産師としての専門課程を課すものとなった。同様に，保健師は看護師教育の履習を基本に，さらに保健師としての専門課程を課すことになった。

　准看護師は，看護師不足などの事情により，1951（昭和26）年の「保健婦助産婦看護婦法」の一部改正により，あらためて制定された。准看護師は，医師，歯科医師，看護師の指示のもとに業務を行うことができ，実質上の看護において業務制限はない。しかし，その教育課程は中学校卒業後2年の専門課程にすぎず，看護職の基礎教育としては短いものである。

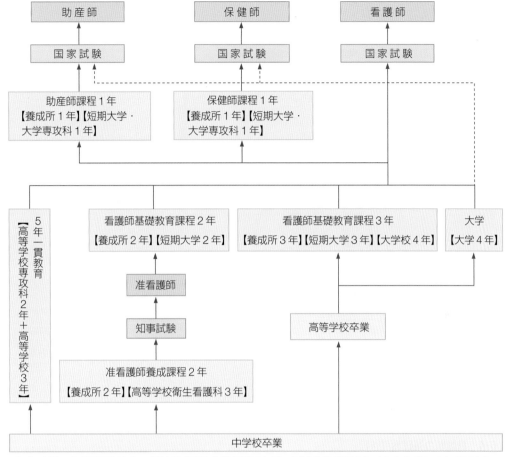

【　】内は，各教育課程をもつ学校養成所と修業年限である。図は教育課程のしくみをあらわすものであり，各学校養成所の入学資格をあらわすものではない。

○**図 6-3　看護職の教育制度**

　さらに現在では，大学評価・学位授与機構により，専修学校や短期大学での単位を認定，積み上げることが可能になり，専修学校からの学士編入制度や，社会人入学制度も行われている。

　看護職となるための基礎教育課程の複雑さは，看護職として就業する者の教育歴の多様性につながる。たとえば，看護師として，同時に1年目の採用となった者でも，准看護師としての経験のある者，高校卒業後専修学校を卒業した者，大学を卒業した者などさまざまな教育課程を経てきた者が存在する。一方で，このことがマネジメントの課題となる場合がある。

　看護職のマネジメントには，看護職1人ひとりのもつ教育背景が多種多様であるという認識が必要である。

2 継続教育

● **継続教育**　**継続教育** continuing education とは，学校教育に続くすべての教育をいう。看護継続教育は，自己学習はもちろん，組織の目的を達成するために必要な人材の育成を目的とした職場内（院内）教育を含めたさまざまな種

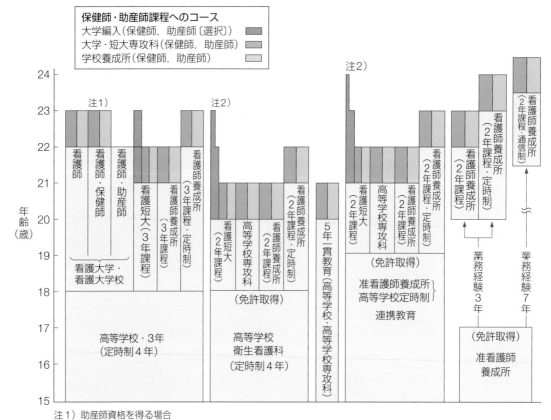

◎図6-4　看護職の基礎教育課程
（看護教育制度研究会編：わかりやすい看護教育制度，第2版．p.136，廣川書店，1995を参考に現行制度に合わせて作成）

類の現任教育を意味し，国，都道府県，職能団体，各病院などによりそれぞれ行われている。具体的には，新人教育をはじめとする段階別教育，領域ごとの専門教育，管理者研修などがある。

　看護職は医療の担い手であり，医療は日々進歩を続けている。つまり，看護職は，基礎教育課程を修了しただけでは対象のニーズに見合った看護を保証することはできない。看護職が継続教育により，その知識や能力を研鑽することは，看護職の倫理綱領にも明示されていることでもあり，「保健師助産師看護師法」においても「臨床研修その他の研修を受け，その資質の向上を図るように努めなければならない」（第28条の2）と規定されている。

● **卒後教育**　継続教育のうち，基礎教育課程修了（免許取得）後の大学院における教育を**卒後教育** post-graduate education という。

　2022（令和4）年4月現在，看護系大学院は201校（修士課程201，博士課程120）である。大学院では，各専攻分野における研究や高度の専門性を要する看護実践等に必要な能力の育成，看護学の発展に寄与することなどを目的とする教育が行われている。

6 より専門性の高い看護職の養成および認定制度

　高度化・複雑化する医療への対応や，保健医療福祉の連携が求められている現在，専門領域に特化して専門性をいかす看護師が求められている。そこで，米国の制度を参考に，わが国においてもより専門性の高い看護職の養成および認定などが行われている。

1 高度実践看護師

　高度実践看護師 advanced practice nurse（APN）とは，看護師の免許を有し，看護系大学院において理論と技能の統合を目ざす修士課程以上の教育を受け，高度な看護実践を行いうる能力をもつ看護師をさす。

　日本学術会議健康・生活科学委員会看護学分科会は，わが国におけるAPN を「個人，家族，及び集団に対して，ケアとキュアの融合による高度な看護学の知識，技術を駆使して，対象の治療・療養過程の全般を管理・実践することができる看護師」と定義している[1]。

　わが国の専門看護師は，1994 年に看護系学会や職能団体との協議により制度化されたものである。教育課程の審査・認定は日本看護系大学協議会が行い，個人の認定は日本看護協会により行われている。また，現在は，医師との協力関係のもと自律的に医療ケアを行うナース・プラクティショナー nurse practitioner（NP）の認定の制度について検討が行われている。

◆ 専門看護師制度

　専門看護師制度は，複雑で解決困難な看護問題をもつ個人・家族や集団に対して，水準の高い看護ケアを効率よく提供するため，特定の専門看護分野の知識・技術を深めた専門看護師を社会に送りだすことにより，保健医療福祉の発展に貢献し，あわせて看護学の向上をはかることを目的とするものである。

　専門看護師 certified nurse specialist（CNS）は，複雑で解決困難な看護問題をもつ個人・家族や集団に対して水準の高い看護ケアを効率よく提供するための，特定の専門看護分野の知識・技術を深めた専門看護職である。特定の専門看護分野における，① 看護の実践，② 相談，③ 調整，④ 倫理的問題解決などの調整，⑤ 教育，⑥ 実践の場における研究活動の実施，の役割を果たす看護職であり，大学院修士課程（2 年）で養成がなされる（●表 6-2）。

2 認定看護師・認定看護管理者

　高度実践看護師のほかにも，看護職の専門性を認定する制度として，認定看護師制度と認定看護管理者制度がある。

---

　1 ）日本学術会議 健康・生活科学委員会 看護学分科会：高度実践看護師制度の確立に向けて——グローバルスタンダードからの提言．p.12，2011．（https://www.scj.go.jp/ja/info/kohyo/2011.html）（2023-06-30 参照）

表6-2 専門看護師制度と認定看護師制度

	専門看護師 certified nurse specialist	認定看護師 certified nurse
定義	日本看護協会専門看護師認定審査に合格し，複雑で解決困難な看護問題を持つ個人，家族および集団に対して水準の高い看護ケアを効率よく提供するための，特定の専門看護分野の知識および技術を深めた者をいい，次の各項の役割を果たす。 1. 実践：個人，家族および集団に対して卓越した看護を実践する。 2. 相談：看護職を含むケア提供者に対しコンサルテーションを行う。 3. 調整：必要なケアが円滑に行われるために，保健医療福祉に携わる人々の間のコーディネーションを行う。 4. 倫理調整：個人，家族および集団の権利をまもるために，倫理的な問題や葛藤の解決をはかる。 5. 教育：看護職に対しケアを向上させるため教育的役割を果たす。 6. 研究：専門知識および技術の向上並びに開発をはかるために実践の場における研究活動を行う。	日本看護協会認定看護師認定審査に合格し，ある特定の看護分野において，熟練した看護技術と知識を用いて，水準の高い看護実践のできる者をいい，看護現場において実践・指導・相談の3つの役割を果たすことにより，看護ケアの広がりと質の向上をはかることに貢献する。 1. 実践：個人，家族および集団に対して，熟練した看護技術を用いて水準の高い看護を実践する。 2. 指導：看護実践を通して看護職に対し指導を行う。 3. 相談：看護職に対しコンサルテーションを行う。
受験資格	保健師・助産師・看護師のいずれかの免許をもち，看護系大学院修士課程（CNSコース，2年）を修了，かつ，実務研修が通算5年以上そのうち3年間以上は専門看護分野の実務研修で，このうちの6か月は修士課程修了後の実務研修であること。	保健師・助産師・看護師のいずれかの免許をもち，実務研修が通算5年以上そのうち3年間以上は認定看護分野の実務研修であること。認定看護師教育課程（6か月）を修了していること。
認定更新	5年	5年
特定領域・分野	がん看護，精神看護，地域看護，老人看護，小児看護，母性看護，慢性疾患看護，急性・重症患者看護，感染症看護，家族支援，在宅看護，遺伝看護，災害看護，放射線看護	救急看護，皮膚・排泄ケア，集中ケア，緩和ケア，がん化学療法看護，がん性疼痛看護，訪問看護，感染管理，糖尿病看護，不妊症看護，新生児集中ケア，透析看護，手術看護，乳がん看護，摂食・嚥下障害看護，小児救急看護，認知症看護，脳卒中リハビリテーション看護，がん放射線療法看護，慢性呼吸器疾患看護，慢性心不全看護（以上A課程），がん薬物療法看護，緩和ケア（B課程），クリティカルケア，呼吸器疾患看護，在宅ケア，小児プライマリケア，心不全看護，腎不全看護，生殖看護，摂食嚥下障害看護，脳卒中看護

◆ 認定看護師制度

認定看護師制度は，特定の看護分野において，熟練した看護技術と知識を用いて，水準の高い看護実践を提供できる看護師を社会に送りだすこと，また，看護現場における看護ケアの広がりと質の向上をはかることを目的とするものである。

認定看護師 certified nurse は，ある特定の看護分野における，① 看護の実践，② 実践を通した指導，③ 相談，の役割を果たす看護職であり，指定された教育機関における養成がなされる（●表6-2）。

◆ 認定看護管理者制度

認定看護管理者制度は，多様なヘルスケアニーズをもつ個人・家族・地域住民に対し，一定の基準を定めて質の高い組織的看護サービスを提供するために，看護管理者の資質と看護の水準の維持・向上に寄与し，保健医療福祉の使命に貢献することを目的とした制度である。

認定のためには，① ファーストレベル・セカンドレベル・サードレベルの看護管理研修を段階的に修了する，② 看護系大学院において看護管理を専攻し修士号を取得し，修士課程修了後の実務経験が 3 年以上ある，③ 看護師長以上の職位での管理経験が 3 年以上あり，看護系大学院において看護管理を専攻し修士号を取得している，などの要件のいずれかを満たしている必要がある。認定後の資格更新は，5 年ごとに行われる。

3 特定行為研修制度

特定行為とは，診療の補助行為のうち，とくに，実践的な理解力，思考力および判断力ならびに高度かつ専門的な知識が必要とされる行為をいう。「保健師助産師看護師法」（第 37 条の 2 第 2 項第 1 号）によって規定され，特定行為の区分は厚生労働省令で定められる。これらの行為を手順書により行うためには，特定行為研修を受けることが義務づけられている。

2023 年現在，特定行為は 21 区分 38 行為である（◯表 6-3）。

◯表 6-3　特定行為と特定行為区分

特定行為区分の名称	特定行為
呼吸器（気道確保に係るもの）関連	1　経口用気管チューブ又は経鼻用気管チューブの位置の調整
呼吸器（人工呼吸療法に係るもの）関連	2　侵襲的陽圧換気の設定の変更
	3　非侵襲的陽圧換気の設定の変更
	4　人工呼吸管理がなされている者に対する鎮静薬の投与量の調整
	5　人工呼吸器からの離脱
呼吸器（長期呼吸療法に係るもの）関連	6　気管カニューレの交換
循環器関連	7　一時的ペースメーカの操作及び管理
	8　一時的ペースメーカリードの抜去
	9　経皮的心肺補助装置の操作及び管理
	10　大動脈内バルーンパンピングからの離脱を行うときの補助の頻度の調整
心嚢ドレーン管理関連	11　心嚢ドレーンの抜去
胸腔ドレーン管理関連	12　低圧胸腔内持続吸引器の吸引圧の設定及びその変更
	13　胸腔ドレーンの抜去
腹腔ドレーン管理関連	14　腹腔ドレーンの抜去（腹腔内に留置された穿刺針の抜針を含む。）

○表6-3 （続き）

特定行為区分の名称	特定行為
ろう孔管理関連	15 胃ろうカテーテル若しくは腸ろうカテーテル又は胃ろうボタンの交換
	16 膀胱ろうカテーテルの交換
栄養に係るカテーテル管理（中心静脈カテーテル管理）関連	17 中心静脈カテーテルの抜去
栄養に係るカテーテル管理（末梢留置型中心静脈注射用カテーテル管理）関連	18 末梢留置型中心静脈注射用カテーテルの挿入
創傷管理関連	19 褥瘡又は慢性創傷の治療における血流のない壊死組織の除去
	20 創傷に対する陰圧閉鎖療法
創部ドレーン管理関連	21 創部ドレーンの抜去
動脈血液ガス分析関連	22 直接動脈穿刺法による採血
	23 橈骨動脈ラインの確保
透析管理関連	24 急性血液浄化療法における血液透析器又は血液透析濾過器の操作及び管理
栄養及び水分管理に係る薬剤投与関連	25 持続点滴中の高カロリー輸液の投与量の調整
	26 脱水症状に対する輸液による補正
感染に係る薬剤投与関連	27 感染徴候がある者に対する薬剤の臨時の投与
血糖コントロールに係る薬剤投与関連	28 インスリンの投与量の調整
術後疼痛管理関連	29 硬膜外カテーテルによる鎮痛剤の投与及び投与量の調整
循環動態に係る薬剤投与関連	30 持続点滴中のカテコラミンの投与量の調整
	31 持続点滴中のナトリウム，カリウム又はクロールの投与量の調整
	32 持続点滴中の降圧剤の投与量の調整
	33 持続点滴中の糖質輸液又は電解質輸液の投与量の調整
	34 持続点滴中の利尿剤の投与量の調整
精神及び神経症状に係る薬剤投与関連	35 抗けいれん剤の臨時の投与
	36 抗精神病薬の臨時の投与
	37 抗不安薬の臨時の投与
皮膚損傷に係る薬剤投与関連	38 抗癌剤その他の薬剤が血管外に漏出したときのステロイド薬の局所注射及び投与量の調整

（「保健師助産師看護師法第37条の2第2項第1号に規定する特定行為及び同項第4号に規定する特定行為研修に関する省令」による）

7 就業場所別就業者数

　看護職の就業者数は，160万人をこえ，増加の一途である。就業場所は，病院62.4%，診療所16.4%であり，全就業者数が増加しているため，医療施設の従事者数は増加している。最近の10年余りを比較すると，その就業場所の割合は少しずつ変化している（○表6-4）。たとえば，「訪問看護ステー

○表 6-4　看護職の就業場所（実人員，括弧内は構成割合〔％〕）

		1990 年	2010 年	2020 年
総数		793,522(100.0)	1,394,787(100.0)	1,659,035(100.0)
医療	病院	597,513(75.3)	898,712(64.4)	1,012,223(61.0)
	診療所	142,134(17.9)	47,123(17.7)	272,595(16.4)
	助産所	4,194(0.5)	1,926(0.1)	2,708(0.2)
	訪問看護ステーション	―　(―)	30,292(2.2)	67,848(4.1)
福祉	介護保険施設等*	2,583(0.3)	116,023(8.3)	172,781(10.4)
	社会福祉施設	―　(―)	20,428(1.5)	33,118(2.0)
保健	保健所	10,235(1.3)	8,560(0.6)	14,095(0.8)
	市町村	11,673(1.5)	34,652(2.5)	40,371(2.4)
	事業所	1,254(0.2)	11,223(0.8)	10,057(0.6)
	学校	747(0.1)	―　(―)	―　(―)
その他	学校・養成所	7,228(0.9)	15,941(1.1)	20,321(1.2)
	その他	15,961(2.0)	9,907(0.7)	12,918(0.8)

＊「介護保険施設等」とは，「介護老人保健施設」「指定介護老人福祉施設」「居宅サービス事業所」および「居宅介護支援事業所」をいう。1990 年は「老人保健施設」のみ。
（厚生労働省：衛生行政報告例による）

ション」「社会福祉施設」は，1996（平成 8）年から就業場所の新たな項目としてあげられることになったが，2020 年時点では，訪問看護ステーションは 4.1％，社会福祉施設は 2.0％を占めるようになっている。このほか，介護保険施設等が 10.4％を占めるようになるなど，最近は病院以外での看護職の活動が拡大してきている。

　その他，直接対象者に看護サービスを提供する場ではないが，看護職を養成する学校・養成所に約 1.2％が就業している。

B　医療制度

　医療保険制度は社会保障制度のひとつである。わが国の医療保険制度は，①国民皆保険制度（強制加入），②国・地方自治体もしくは公的機関による運営，③保険給付の内容の法律による規定，④誰でも自由に医療機関を選択し受診することができるフリーアクセス，の 4 つが特徴である。

1　医療法

　「医療法」は，医療提供施設に関する基本法であり，医療提供の理念や医療提供者の責務，医療提供施設の定義などを規定している。「医療法」はこれまでに何度か大きな改正がなされてきた。

2014(平成26)年の「地域における医療及び介護の総合的な確保を推進するための関係法律の整備等に関する法律」(医療介護総合確保推進法)制定に伴う改正では，地域医療構想や病床機能報告についての内容が加えられた。

● **医療提供の理念**　医療提供の理念については，「医療は，生命の尊重と個人の尊厳の保持を旨とし，医師，歯科医師，薬剤師，看護師その他の医療の担い手と医療を受ける者との信頼関係に基づき，及び医療を受ける者の心身の状況に応じて行われるとともに，その内容は，単に治療のみならず，疾病の予防のための措置及びリハビリテーションを含む良質かつ適切なものでなければならない」(同法第1条の2)とされている。

● **医療提供者の責務**　医療提供者の責務は，「医師，歯科医師，薬剤師，看護師その他の医療の担い手は，第1条の2に規定する理念に基づき，医療を受ける者に対し，良質かつ適切な医療を行うよう努めなければならない」(同法第1条の4)とされている。

● **医療提供施設の定義**　「医療法」は「病院」「診療所」「助産所」をはじめとする医療提供施設について，その定義を規定している(▶8ページ)。

● **病床区分・人員配置基準**　医療法は，病院の**病床区分**や**人員配置基準**なども規定している(▶表6-5)。

▶**表6-5　医療法による病床区分と基準**

<table>
<tr><th></th><th>一般病床</th><th>感染症病床</th><th>結核病床</th><th>精神病床</th><th>療養病床</th></tr>
<tr><td>定義</td><td>精神病床，感染症病床，結核病床，療養病床以外の病床</td><td>一類感染症，二類感染症(結核を除く)，新型インフルエンザ等感染症および指定感染症の患者ならびに新感染症の所見がある者を入院させるための病床</td><td>結核の患者を入院させるための病床</td><td>精神疾患を有する者を入院させるための病床</td><td>精神病床，感染症病床，結核病床以外の病床であって，主として長期にわたり療養を必要とする患者を入院させるための病床</td></tr>
<tr><td rowspan="4">人員</td><td colspan="3">医師16：1(最低3名)</td><td colspan="2">医師48：1(最低3名)</td></tr>
<tr><td colspan="3">薬剤師70：1</td><td colspan="2">薬剤師150：1</td></tr>
<tr><td colspan="2">看護師・准看護師3：1</td><td colspan="3">看護師・准看護師4：1
看護補助者4：1(療養病床)</td></tr>
<tr><td colspan="5">栄養士：病床数100以上の病院に1名</td></tr>
<tr><td>病床面積</td><td colspan="5">6.4 m²/人以上</td></tr>
<tr><td>廊下の幅</td><td colspan="3">1.8(両側が居室の場合2.1)m以上</td><td colspan="2">1.8(両側が居室の場合2.7)m以上</td></tr>
<tr><td rowspan="2">必置施設</td><td rowspan="2">各科専門の診察室
手術室
処置室
臨床検査施設
エックス線装置
調剤所
給食施設
診療に関する諸記録
消毒施設
洗濯施設</td><td colspan="4">一般病床の必置施設</td></tr>
<tr><td colspan="2">機械換気設備
必要な消毒設備
他の部分および外部に対して感染予防のために遮断その他必要な方法を講ずる</td><td>精神疾患の特性をふまえた適切な医療の提供および患者の保護のために必要な方法を講ずる</td><td>機能訓練室
談話室
食堂
浴室</td></tr>
</table>

＊ 本表に掲げた基準には，経過措置が適用される場合や診療所の場合などに緩和されるものもある。

● **地域医療構想**　都道府県は，医療計画❶に，将来の医療提供体制に関する構想（**地域医療構想**）に関する事項を定めなければならない（第 30 条の 4）。地域医療構想は，医療提供体制の構築および地域包括ケアシステムの構築を見すえて策定する必要があり，医療施設内での医療提供のみではなく，高齢者等が住み慣れた地域でその有する能力に応じ自立した日常生活を営むことができるよう，医療，介護，介護予防，住まいおよび自立した日常生活の支援が包括的に確保される体制をつくることも明示されている。

NOTE
❶**医療計画**
　医療を提供する体制の確保に関する計画。

2　医療保険・介護保険に関する法制度

1　医療保険制度

　公的医療保険制度は，疾病・負傷（業務上のものを除く）・出産・死亡などの短期的な経済損失について，療養の給付や傷病手当金，家族療養費，入院時食事療養費，特定療養費，訪問看護療養費，高額療養費や，出産育児一時金・出産手当金・埋葬料の支給などの保険給付を行う制度である。

　わが国においては，公的医療保険は「健康保険法」などにより規定されており，職域保険としての**被用者保険**か，地域保険としての**国民健康保険**のいずれかに加入しなければならない（▶表 6-6）。

　医療保険制度は国の政策により見直しが行われ，年度ごとの変更があるため，看護業務上注意しておく必要がある。

plus	**病院等の病床機能報告**

　一般病床および療養病床を有する病院や診療所は，保有する病床の機能の届出が義務づけられている。急性期から慢性期まで，医療機能が分担されている（▶表）。

▶表　病床機能報告における医療機能の区分

高度急性期機能	急性期の患者に対し，状態の早期安定化に向けて，診療密度がとくに高い医療を提供する機能 （例）救命救急病棟，集中治療室（ICU），ハイケアユニット（HCU），新生児集中治療室（NICU），総合周産期集中治療室（MFICN）など
急性期機能	急性期の患者に対し，状態の早期安定化に向けて，医療を提供する機能
回復期機能	急性期を経過した患者への在宅復帰に向けた医療やリハビリテーションを提供する機能 （例）回復期リハビリテーション病棟など
慢性期機能	長期にわたり療養が必要な患者を入院させる機能 長期にわたり療養が必要な重度の障害者，筋ジストロフィー患者または難病患者等を入院させる機能

▶表6-6　医療保険制度の概要

制度名			保険者	医療給付の一部負担
健康保険	一般被用者	組合	健康保険組合	義務教育就学前：2割 義務教育就学後から70歳未満：3割 70歳以上75歳未満：2割（現役並み所得者3割）
		協会けんぽ	全国健康保険協会	
	健康保険法第3条第2項被保険者			
船員保険				
各種共済	国家公務員		共済組合	
	地方公務員等			
	私学教職員		事業団	
国民健康保険	自営業者等		国保組合	
	農業者		市町村	
	被用者保険の退職者			
後期高齢者医療制度			後期高齢者医療広域連合	2割（現役並み所得者3割）

（「厚生労働白書」令和5年版，資料編．p.27, 2023をもとに作成）

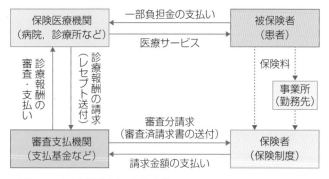

▶図6-5　医療保険と医療費支払いシステム

2　医療費支払いシステム

　医療費の支払いシステムは，①被保険者（患者），②保険者，③審査支払機関，④保険医療機関で構成される。

　被保険者すなわち患者は，医療機関に受診すると，医療サービスを受け（療養の給付），その内容に応じて**自己負担金**を支払う。自己負担金は医療サービスの対価（診療報酬）の一部である。残りの医療費は，医療機関が保険者に請求する。ただし，医療機関が保険者に請求するにあたり，第三者である審査支払機関を経由し，ここで請求された**診療報酬明細書**（レセプト）について審査され，適正と判断されたものについて，支払いが行われる（▶図6-5）。

●表6-7　医療保険・介護保険に関する法律の目的とおもな規定項目

法律	目的	おもな規定項目
健康保険法	被保険者の業務外の事由による疾病，負傷もしくは死亡または分娩，および家族の疾病などに関して，保険給付を行い，その生活の安定をはかる	疾病に対する給付 特定療養費 分娩に対する給付 死亡に対する給付 診療報酬 訪問看護にかかる費用
高齢者の医療の確保に関する法律	国民保健の向上および高齢者の福祉の増進をはかる	医療費適正化計画等 特定健康診査等基本指針等 後期高齢者医療制度
介護保険法	要介護状態となった者が，その有する能力に応じて自立した日常生活を営むことができるよう，必要な保健医療サービス，福祉サービスにかかわる給付を行う	対象者 給付の内容 事業者および施設

3　医療保険・介護保険に関する法律

　1 健康保険法　被保険者の業務外の事由による疾病，負傷もしくは死亡または分娩，および家族の疾病などに関して，保険給付を行い，その生活の安定をはかることを目的として，疾病に対する給付や特定療養費，診療報酬などを規定している法律である（●表6-7）。

　2 国民健康保険法　被保険者の疾病，負傷，出産または死亡に関して必要な保険給付を行うものであり，健康保険事業の対象から外れる人がないよう，市町村・特別区や国民健康保険組合による国民健康保険事業の運営について規定している法律である。

　3 高齢者の医療の確保に関する法律　国民の高齢期における適切な医療の確保をはかるため，医療費の適正化を推進するための計画の作成や，特定健康診査等の実施などについて規定するとともに，高齢者の医療の給付等について規定している。

　4 介護保険法　要介護状態となった者が，その有する能力に応じて自立した日常生活を営むことができるよう，必要な保健医療サービス，福祉サービスにかかわる給付を行うことを目的として，介護保険の給付対象者や給付の内容を規定している。

4　診療報酬

　診療報酬は，医療保険において決められた医療サービス等に対する対価（報酬）である。技術やサービスの評価である医科診療報酬・歯科診療報酬・調剤報酬と，物の評価である薬価・材料価格がある。患者が診療などを受けた場合に，医療機関等に対して支払われる。それぞれに点数が決められており，1点は10円に換算される。この診療報酬点数は，2年ごとに見直しが行われている。診療報酬の具体的な改定は，厚生労働省の諮問機関である「中

央社会保険医療協議会」(中医協)で審議され決定する。

● **診療報酬算定方式**　診療報酬は，病院などの保健医療機関が提供した医療サービス等の1つひとつを積算して請求・支払いされる「出来高払い」方式と，診断群分類 diagnosis procedure combination（DPC）に基づき1日あたりの入院基本料，検査，画像診断，投薬，注射，処置などを包括して請求・支払いされる「包括払い」方式（DPC/PDPS❶）がある。

● **看護ケアの対価の変遷**　看護職の提供する看護ケアは，療養の給付（医療サービス）の一部である。看護ケアの対価に関する考え方は，その時代の医療の状況により変遷があり，看護ケアの対価をあらわす言葉も，完全看護→基準看護→新看護体系→入院基本料と移行してきた。

まず，1950（昭和25）年に「完全看護」という看護独自の診療報酬点数が誕生した。しかし，この言葉は，「入院したら看護職がなんでもしてくれる」，また「入院したら看護職がなんでもしなければならない，家族にはなにもしてもらってはいけない」という誤解を生み，1958（昭和33）年に「基準看護」という言葉を用いて，入院患者に対する看護要員の配置数により入院料の加算を類別することとなった。その後，「新看護体系」として，入院患者に対する看護師・准看護師数および構成比率よる類別となった。さらにそののち，「入院料」に含まれていた「室料」と「看護料」が区分され，その類別も増えていった（◎表6-8）。

現在は，2000（平成12）年の診療報酬改定により，「看護料」から「入院基本料」へ移行している。入院基本料は，病院または病院の機能を分類し，基本的な入院医療の体制を総合的に評価し点数化したものである。必要な医療は，対象の疾病の状態により異なり，必要な看護の量・質も異なる。適切な医療サービスの提供のためには，病棟ごとに機能を明確にするほうが適切であるというのが，改正の考え方である。

□ NOTE
❶DPC/PDPS
DPC/per-diem payment system の略。急性期入院診療において，医療資源を最も投入した傷病名と手術・処置・化学療法などの組み合わせにより，1日あたりの包括点数が設定されている。ただし，リハビリテーションや1000点以上の治療・処置，一部の高額医薬品などは出来高評価となり，診療報酬は包括評価部分と出来高評価部分の合計額となる。

| plus | **入院基本料にかかる患者対看護職員実質配置の考え方** |

　患者対看護職員実質配置における「10対1」とは，50人の患者に対し，3交代で勤務する場合，のべ150（50×3）人の患者に対し，のべ15（5×3）人の看護師が勤務した場合をさす。このとき15人の看護師は3勤務でどのように配分してもよく，たとえば，日勤9人，準夜勤3人，深夜勤3人勤務する場合や日勤8人，準夜勤4人，深夜勤3人などに配分することが可能である。

　「医療法」で規定される病院の各病床の入院患者に対する看護師・准看護師の人員「3対1」「4対1」は，最低基準を示したものであり，この実質配置とは異なるため，留意が必要である。

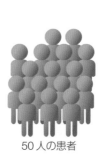

50人の患者

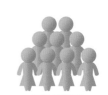

日勤看護師

準夜勤看護師

深夜勤看護師

▶表 6-8　看護サービスの対価の変遷

年	できごと
1950(昭和 25)	**完全看護**　診療報酬のなかに，はじめて看護独自の点数が，「完全看護」という名称で入院料に加算される。
1958(昭和 33)	**基準看護**　入院料に加算する基準看護の基準は，入院患者に対する看護要員の配置数により類別する。1～3 類：入院患者 4～6 人に対し，看護要員 1 人。
1972(昭和 47)	**看護料**　入院料から「室料」と「看護料」が区分される。 **特類看護**　特類：入院患者 3 人に対し，看護要員 1 人
1974(昭和 49)	**特 2 類看護**　特 2 類：入院患者 2.5 人に対し，看護要員 1 人
1981(昭和 56)	**重傷者看護特別加算**　常時監視を要し，随時適切な看護を必要とする重傷者を個室または 2 人床に収容した場合，加算される。一般病棟の 2 類看護廃止とともに，付添看護の解消を目的とする。
1988(昭和 63)	**特 3 類看護**　特 3 類：入院患者 2 人に対し，看護要員 1 人 **基本看護料**　看護料全体を見直し，「基本看護料」をベースに「基準看護」を加算する。 **重傷者看護特別加算廃止**
1993(平成 5)	**療養型病床群看護料**　療養型病床群の新設に伴い，一般病棟とは別の看護料が設定される。
1994(平成 6)	**新看護体系の導入(これまでの看護類型の廃止)**　看護師と准看護師の数と比率により区分される。 **夜間勤務等看護加算**　2 交代制勤務を認める。
2000(平成 12)	**看護料を「入院基本料」に包括**　入院環境料，入院時医学管理料，看護料を包括し，病院の機能，看護職員配置数と，看護師割合，入院期間による算定となる。
2002(平成 14)	**夜間勤務等看護加算に 10 対 1 を追加**　夜間勤務等看護加算に入院者 10 人に対し看護要員 1 人が新設される。
2004(平成 16)	**ハイケアユニット入院医療管理料**　ハイケアユニット入院医療管理料(つねに入院患者 4 人に対し看護要員 1 人)が新設される。
2006(平成 18)	**看護職員配置から看護職員実質配置に変更，7 対 1 新設**　入院患者に対する看護師の配置の考え方について，実質的に勤務に従事している看護師等の人数比による算定となると同時に，7 対 1 が新設される。 患者対看護職員実質配置　　7 対 1(旧 1.4 対 1) 　　　　　　　　　　　　10 対 1(旧 2 対 1) 　　　　　　　　　　　　13 対 1(旧 2.5 対 1) 　　　　　　　　　　　　15 対 1(旧 3 対 1)
2007(平成 19)	**在宅療養指導料**　外来における看護職による指導業務が算定される。
2008(平成 20)	**7 対 1 入院基本料に「重症度・看護必要度」基準を導入**　7 対 1 入院基本料を算定する場合，重症度・看護必要度基準を満たす患者が一定割合以上入院していることが要件となった。 **糖尿病合併症管理料，リンパ浮腫指導管理料など**　専門的な研修を受け，その知識・技術をもつ看護師による管理等が算定要件とされた。
2010(平成 22)	**一般病棟看護必要度評価加算および急性期看護補助体制加算を新設**　10 対 1 入院基本料に「一般病棟看護必要度評価加算」が新設された。また，7 対 1 及び 10 対 1 入院基本料に「急性期看護補助体制加算」が新設された。 **がん患者カウンセリング料** **感染防止対策加算，呼吸ケアチーム加算，栄養サポートチーム加算の新設**
2012(平成 24)	**入院基本料算定要件の見直し** **急性期看護補助体制加算 25 対 1 を追加**　患者 25 人に対して 1 人以上の看護補助者を配置している場合および夜間帯に配置している場合に算定される。
2014(平成 26)	一般病棟重症度，医療・看護必要度の見直し
2016(平成 28)	一般病棟重症度，医療・看護必要度の見直し，看護職員夜間配置加算の充実

◖表6-9　一般病棟入院基本料（2022年改正）

	施設基準					点数	
	看護配置 （以上）	看護師比率 （以上）	平均 在院日数 （以内）	重症度，医療・看護必要度 の基準を満たす患者の割合 （以上）		基本点数	初期加算
				Ⅰ	Ⅱ		
急性期一般入院料1	7対1	70%	18日	31%	28%	1,650	〜14日： ＋450
急性期一般入院料2	10対1		21日	27%	24%	1,619	
急性期一般入院料3				24%	21%	1,545	15〜30日： ＋192
急性期一般入院料4				20%	17%	1,440	
急性期一般入院料5				17%	14%	1,429	
急性期一般入院料6				継続的に測定		1,382	
地域一般入院料1	13対1		24日	継続的に測定		1,159	
地域一般入院料2				−		1,153	
地域一般入院料3	15対1	40%	60日	−		988	

● **入院基本料**　入院基本料は，病院・病棟の機能，看護職員の配置，入院期間によって決められている（◖表6-9）。病棟の機能には，一般病棟，療養病棟，結核病棟，精神病棟，回復期リハビリテーション病棟などの区別がある。また，対象（患者）の状態と看護の必要量をはかる指標として「重症度，医療・看護必要度」❶の評価が導入されている。

　さらに，入院基本料に対する加算項目として，入院時医学管理加算，看護配置加算，医療安全対策加算，褥瘡患者管理加算，褥瘡ハイリスク患者ケア加算などがある。

▭ NOTE

❶**重症度，医療・看護必要度**

　入院患者へ提供されるべき看護の必要量をはかる指標として開発された「看護必要度」に，実際に提供された医療処置などを加えて構成された評価項目。

> ◖**表6-9を用いた入院基本料の算出例**
>
> 　Aさんは，15日間入院した。入院したのは，看護職員実質配置10対1，平均在院日数20日，看護要員に占める看護師の割合は95％の一般病棟である。
>
> 　この場合，入院基本料の計算には表の急性期一般入院料6の部分が適応となる。したがって，
>
> （基本点数＋初期加算）×14日＋（基本点数＋初期加算）×1日
> ＝（1,382＋450）×14＋（1,382＋192）×1＝27,222
>
> 　診療報酬の1点は10円なので，
>
> 27,222×10＝272,220
>
> 　Aさんの入院期間における入院基本料は272,220円である。

● **看護職のかかわるその他の項目**　その他，診療報酬上において看護職のかかわるものには，在宅療養指導料，退院前訪問指導料，在宅患者訪問看護・指導料，退院患者継続訪問指導料などがある。

3 その他の関係法規

　看護職がかかわる法制度には，前述のほかに，職務上の知識として必要となる「母子保健法」「精神保健及び精神障害者福祉に関する法律」や，看護職自身が1人の労働者としてかかわる「労働基準法」「労働安全衛生法」などがある（●表6-10）。

　1 母子保健法　「母子保健法」は，母性および乳幼児の健康・保持増進をはかることを目的に，母子保健に関して規定したものである。

　2 精神保健福祉法　「精神保健及び精神障害者福祉に関する法律」（精神保健福祉法）は，精神障害者の福祉の増進および国民の精神保健の向上をはかることを目的に規定された法律である。

　3 労働基準法　「労働基準法」は，労働者が生活を営むために必要な最低の労働条件を定めたものであり，賃金などの労働条件等の基準を規定している。看護職においては「病者又は虚弱者の治療，看護その他保健衛生の事業」の労働者として適応される。

　4 労働安全衛生法　労働者の安全と健康を確保し，快適な職場環境の形成を促進することを目的として，職場の衛生管理や労働者の健康管理などについて規定した「労働安全衛生法」がある。

　各医療関連職種に関する法律をはじめとして，看護職が関連する法規には上記のほかにも数多くあり，すべてに精通することは困難である。まずは，看護職に関連する法規にはさまざまなものがあることを知ることが重要である。

●表6-10　その他の関係法規の目的とおもな規定項目

法律	目的	おもな規定項目
母子保健法	母性および乳幼児の健康・保持増進をはかる。	母子保健に関する原理，対象者，保健指導，訪問指導，健康診査，養育医療
精神保健及び精神障害者福祉に関する法律	精神障害者の福祉の増進および国民の精神保健の向上をはかる。	入院，施設および事業
労働基準法	労働者が人たるに値する生活を営むための，最低労働条件を定める。	賃金，就業時間，休息その他の勤労条件に関する基準
労働安全衛生法	労働災害の防止のための危害防止基準の確立，責任体制の明確化および自主活動の促進の措置を講ずる等，その防止に関する総合的・計画的な対策を推進することにより，職場における労働者の安全と健康を確保するとともに，快適な職場環境の形成を促進する。	労働災害防止のための事業者・労働者の責務安全衛生管理体制
労働者災害補償保険法	業務上の事由または通勤による労働者の負傷，疾病，障害または死亡等に対して迅速かつ公正な保護をする。	保険給付の種類，給付の期間，給付額など
雇用保険法	労働者の職業安定に資するため，失業の予防，雇用状態の是正および雇用機会の増大，労働者の能力の開発および向上その他労働者の福祉の増進をはかる。	失業等給付，一般被用者の求職者給付，高年齢継続被保険者の求職者給付など

C 看護制度と政策

1 看護制度に関する検討

　看護制度は，医療制度のしくみのひとつとして，すべての対象者に適切で十分な看護を提供するために整備される。看護制度の改革は「あるべき看護の姿」を具体化するものであり，そのときどきの社会情勢や国民の健康状態，看護の現状などにより打ち出されるものである。

　1987（昭和 62）年，看護制度の諸問題を検討するため，当時の厚生省は看護制度検討会を発足させ，報告書「21 世紀に向けての看護制度のあり方」が作成された。この報告書は，① 看護師の養成等の促進，② 専門看護師の養成，③ 訪問看護師の育成，④ 看護教員等の養成体制の確立，⑤ 保健師の資格の男子への対象拡大等に伴う保健師助産師看護師法等の見直し，⑥ その他，で構成されていた。これをいまあらためて見直してみると，その後の看護制度の変遷の道筋が示されていたことがうかがえる。

2 看護行政の組織

● **国の看護行政**　わが国の国レベルの看護行政は，厚生労働省医政局看護課がおもに担当している。また，厚生労働省の審議会❶として，**医道審議会**がある（▶図 6-6）。医道審議会は，医療専門資格保有者の行政処分を審議することを主たる役割とする審議会である。医道審議会には 8 つの分科会があり，看護職に関する事項は**保健師助産師看護師分科会**で審議される。

　保健師助産師看護師分科会には，看護倫理部会，保健師助産師看護師国家試験制度改善検討部会，保健師助産師看護師国家試験出題基準改善部会，看護師特定行為・研修部会があり，看護職の行政処分や国家試験制度などの検

▢ NOTE
❶審議会
　国や地方自治体などの行政機関あるいは民間組織が設置する，諮問機関の役割をもつもの。

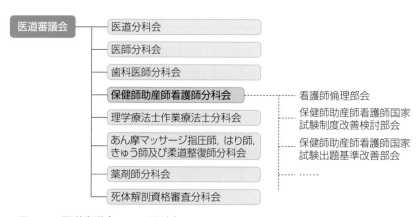

▶図 6-6　**医道審議会とその分科会**

討が行われている。

　　▶表6-11 は，厚生労働省に常設されている審議会と近年の看護制度など
に関する検討会である。

● **自治体の看護行政**　都道府県や市町村レベルの看護行政は，各担当課が
担当している。

▶表 6-11　近年の看護制度等に関する検討会

審議会・検討会等（期間・回数）	内容
医道審議会保健師助産師看護師分科会（常設）	「保健師助産師看護師法」および「看護師等の人材確保の促進に関する法律」に規定された事項の処理。
看護基礎教育における技術教育のあり方に関する検討会（2002/11/11-2003/3/17・5回）	看護基礎教育における技術教育の現状と課題，臨地実習において学生が行う看護技術についての基本的な考え方，身体的侵襲を伴う看護技術の実習指導のあり方，患者の同意を得る方法など，実習環境の整備について取りまとめられた。
新たな看護のあり方に関する検討会（2002/5/31-2003/3/24・13回）	少子高齢化の進展，医療技術の進歩，国民の意識の変化，看護教育水準の向上などに対応した新たな看護のあり方について，看護の質の向上と在宅医療の推進の観点から，医師と看護師等との連携のあり方，医療技術の進歩に伴う看護業務の見直し，これらを推進するための方策等が検討された。
看護師等養成所の教育活動等に関する自己評価指針作成検討会（2003/2/24-2003/7/25・3回）	専修学校設置基準等の改正に伴い，専修学校において教育活動等の状況についての自己点検・自己評価を行うこと，およびその結果を公表することが努力義務化されたことに鑑み，看護師等養成所の教育活動等に関する自己評価指針が作成された。
看護師等による ALS 患者の在宅療養支援に関する分科会（2003/2/3-2003/6/9・8回）	ALS 患者，家族，看護職員，ホームヘルパー等の関係者からヒアリングを行うなど，在宅 ALS 患者の療養生活の質の向上をはかるための看護師等の役割および ALS 患者に対する痰の吸引行為の医学的・法律学的整理について検討された。
新人看護職員の臨床実践能力の向上に関する検討会（2003/9/25-2004/3/10・4回）	医療安全の確保および臨床看護実践の質の向上の観点から，新人看護職員の卒後 1 年間の看護実践の到達目標および目標達成に向けた研修体制構築のための指針について検討された。
医療安全の確保に向けた保健師助産師看護師法等のあり方に関する検討会（2005/4/28-2005/11/24・13回）	患者の視点にたち，医療安全の確保および看護の質の向上の観点から，看護職員に関する事項について社会保障審議会医療部会に報告するため，検討された。（助産師，看護師，准看護師の名称独占，および行政処分を受けた看護職員に対する再教育，助産所の嘱託医師，新人看護職員研修，産科における看護師等の業務，看護記録，および看護職員の専門性の向上など）
看護基礎教育の充実に関する検討会（2006/3/29-2007/3/23・9回）	「医療提供体制の改革のビジョン」において，医療を担う人材の確保と資質の向上をはかる観点から，「看護基礎教育の内容を充実する」等が指摘されたことを受け，看護をめぐる現状と課題，保健師教育・助産師教育・看護師教育それぞれの現状と課題，充実するべき教育内容ならびに専任教員の資質の向上，臨地実習の方法等について検討された。
行政処分を受けた保健師・助産師・看護師に対する再教育に関する検討会（2007/6/6-2007/7/18・3回）	「保健師助産師看護師法」の改正により，厚生労働大臣は，行政処分を受けた看護師等に対して，再教育の受講を命ずることができることとされたことから，行政処分を受けた看護師等に対する再教育の具体的なあり方について検討された。

▶表6-11　（続き）

審議会・検討会等（期間・回数）	内容
看護基礎教育のあり方に関する懇談会 （2008/1/18-2008/7/7・9回）	新たな医療計画に即した医療連携体制の構築や，在宅での療養生活を支える地域ケア体制の整備等の医療制度の変革も視野に入れ，将来において看護師を中心とした看護職員に求められる資質・能力について議論するとともに，わが国の少子高齢化等の社会構造の変化をふまえ，資質・能力の高い看護職員を養成していくうえでの看護基礎教育の充実の方向性について幅広い観点から議論を行い，論点整理された。
看護の質の向上と確保に関する検討会 （2008/11/27-2009/3/6・5回）	「看護基礎教育のあり方に関する懇談会」の論点整理を受けて，チーム医療を担う一員としての看護職員の質の向上，量の確保の観点から総合的な検討が行われた。
看護教育の内容と方法に関する検討会 （2009/4/28-2011/2/7・9回）	看護基礎教育の充実・改善の方向性を示唆する提言等をふまえ，看護基礎教育で学ぶべき教育内容と方法に焦点をあてた具体的な検討を行うために，①免許取得前に学ぶべき事項の整理と具体的な教育内容の見直し，②看護師養成機関内における教育方法の開発・活用，③効果的な臨地実習のあり方，④保健師および助産師教育のあり方について検討された。
新人看護職員研修に関する検討会 （2009/4/30-2011/1/24・8回）	「保健師助産師看護師法」および「看護師等の人材確保の促進に関する法律」の改正により，新たに業務に従事する看護職員の臨床研修等が努力義務化されたことを受け，新人看護職員が基本的な臨床実践能力を獲得するため，医療機関等の機能や規模にかかわらず，新人看護職員を迎えるすべての医療機関等で新人看護職員研修が実施される体制の整備等について検討された。
今後の看護教員のあり方に関する検討会 （2009/5/14-2009/12/24・7回）	「看護基礎教育のあり方に関する懇談会論点整理」において，看護基礎教育の充実に向けた方策を進めるうえでの共通する課題の1つとして，看護教員の質・量の確保が指摘されたことを受け，看護教員の資質・能力の維持・向上に向けた現状と課題を把握し，看護教員の養成と継続教育の推進，看護実践能力の維持・向上について検討された。
第七次看護職員需給見通しに関する検討会 （2009/5/22-2010/12/9・8回）	国は，医療提供体制等をふまえた需給見通しに基づいて看護師等の養成をはかるなど就業者数の確保に努めるべきものとされており，看護職員の需給見通しについては，おおむね5年ごとに策定されてきた。前回に引き続く平成23年から27年までの需給見通しについて，検討された。
チーム医療の推進に関する検討会 （2009/8/28-2010/3/19・11回）	「チーム医療を推進するため，わが国の実情に即した医師と看護師等との協働・連携の在り方等について検討を行う」ことを目的に発足し，各専門職の業務分担や連携のあり方などについて検討された。
チーム医療推進会議 （2010/5/12-2011/12/7・10回）	
チーム医療推進のための看護業務検討ワーキンググループ （2010/5/26-2012/1/24・18回）	
看護師国家試験における用語に関する有識者検討チーム （2010/6/23-2010/8/24・6回）	経済連携協定（EPA）による看護師候補者への対応に関連して，看護師国家試験における用語を見直すべきではないかと指摘されたことを受け，現場に混乱をきたさないことに留意して，一般的な用語等のおきかえ，および医学・看護専門用語についての対応策等について検討された。
看護師国家試験における母国語・英語での試験とコミュニケーション能力試験の併用の適否に関する検討会 （2011/12/9-2012/3/8・4回）	経済連携協定（EPA）による看護師候補者への対応に関連して，政府による「成長戦略工程表」（平成22年6月18日閣議決定）の2011年度までに実施すべき事項としてあげられた「看護師・介護福祉士試験の在り方の見直し（コミュニケーション能力試験，母国語・英語での試験実施等の検討を含む）」を受けて，看護師および介護福祉士国家試験について，母国語・英語での試験とコミュニケーション能力試験の併用の適否について検討された。

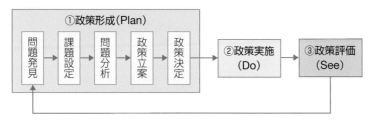

◗図 6-7　政策過程

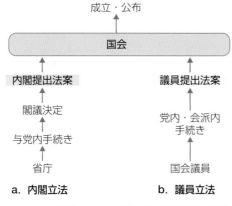

a. 内閣立法　　　b. 議員立法

◗図 6-8　国会における政策決定(立法)の過程

3 政策過程

● **政策過程**　政策過程には，① **政策形成**(Plan)，② **政策実施**(Do)，③ **政策評価**(See)の3段階がある。さらに政策形成については，問題発見，課題設定，問題分析，政策立案，政策決定というプロセスに分けられる(◗図6-7)。これはたとえば，社会的な問題を発見したのち，それは公的に解決すべき問題か，効果的な解決方法はあるか，市民の合意を得られるかなどについて検討し，さらに政策の法的根拠や財源の有無，利害関係者との調整といった課題を解決してから議会にはかる，といったプロセスをさしている。

● **立法過程**　国会での政策決定，すなわち立法過程には大きく2つの流れがある。1つは各省庁が法案を作成し，閣議決定を経て国会に提出される内閣提出法案(閣法)による**内閣立法**であり，もう1つは国会議員が法案の作成などの立法活動に取り組む**議員立法**である(◗図6-8)。内閣立法は，そのときの内閣(政府)が政策を実行に移すための法律が多く，議員立法は，国民生活に密着した法律や弱者救済のための法律が多い傾向にある。

参考文献

1. アメリカ看護婦協会看護サービス委員会著，小玉香津子訳：組織的看護サービスの基準．インターナショナルナーシングレビュー 14(1)，1991.
2. 稲田美和ほか：継続教育(看護管理シリーズ)，第2版．日本看護協会出版会，1998.
3. 井上幸子：看護業務──その法的側面，第4版．日本看護協会出版会，1990.
4. 医療法制研究会編：図説 日本の医療，平成11年版．ぎょうせい，1999.
5. 岩下清子ほか：診療報酬(介護報酬)──その仕組みと看護の評価，第4版．日本看護協会出版会，2000.
6. 看護教育制度研究会編：わかりやすい看護教育制度──資料集，第2版．廣川書店，1995.
7. 厚生省医療法制研究会監修：第三次改正医療法のすべて──良質で効率的な地域医療システムをめざして．中央法規出版，1998.
8. 小松正樹編修主査：医療施設(IS建築設計テキスト)．市ヶ谷出版社，2014.
9. 中西睦子編：看護サービス管理．医学書院，1998.
10. 日本看護協会編：看護白書．日本看護協会出版会，2001.
11. 日本看護協会看護婦職能委員会編：看護婦業務指針．日本看護協会出版会，1995.
12. 日本看護協会業務委員会：看護業務の基準に関する検討報告書．日本看護協会，1995.
13. 日本看護協会出版会編：令和4年　看護関係統計資料集．日本看護協会出版会，2023.
14. 野崎和義・柳井圭子：看護のための法学──自主的・主体的な看護をめざして．ミネルヴァ書房，1999.
15. 林滋子編：看護の定義と概念，第2版．日本看護協会出版会，1989.
16. 広井良典：日本の社会保障(岩波新書)．岩波書店，1999.
17. 古市圭治ほか編著：衛生行政大要，改訂第16版．日本公衆衛生協会，1995.

保健医療福祉関連職種一覧

区分		根拠法規	免許付与者	養成機関入学資格	おもな修業年限
看護師	傷病者若しくはじよく婦に対する療養上の世話または診療の補助を行うことを業とする者をいう。	保健師助産師看護師法	厚生労働大臣	高等学校卒業	3年：大学等において必要な学科を修めた者
				3年以上業務に従事している准看護師もしくは高等学校卒業の准看護師	2年
保健師	保健師の名称を用いて，保健指導に従事することを業とする者をいう。	保健師助産師看護師法	厚生労働大臣	看護師国家試験受験資格者等	1年
助産師	助産又は妊婦，じよく婦もしくは新生児の保健指導を行うことを業とする女子をいう。	保健師助産師看護師法	厚生労働大臣	看護師国家試験受験資格者等	1年
准看護師	医師，歯科医師又は看護師の指示を受けて，看護業務を行うことを業とする者をいう。	保健師助産師看護師法	都道府県知事	中学校卒業	2年
医師	医療及び保健指導を掌ることによつて公衆衛生の向上及び増進に寄与し，もつて国民の健康な生活を確保するものとする。医師でなければ，医業をなしてはならない。	医師法	厚生労働大臣	高等学校卒業	6年
歯科医師	歯科医療及び保健指導を掌ることによつて，公衆衛生の向上及び増進に寄与し，もつて国民の健康な生活を確保するものとする。歯科医師でなければ，歯科医業をなしてはならない。	歯科医師法	厚生労働大臣	高等学校卒業	6年
薬剤師	調剤，医薬品の供給その他薬事衛生をつかさどることによつて，公衆衛生の向上及び増進に寄与し，もつて国民の健康な生活を確保するものとする。	薬剤師法	厚生労働大臣	高等学校卒業	6年
診療放射線技師	医師又は歯科医師の指示の下に，放射線を人体に対して照射することを業とする者をいう。	診療放射線技師法	厚生労働大臣	高等学校卒業	3年
臨床検査技師	臨床検査技師の名称を用いて，医師又は歯科医師の指示の下に，微生物学的検査，血清学的検査，血液学的検査，病理学的検査，寄生虫学的検査，生化学的検査及び厚生労働省令で定める生理学的検査を行うことを業とする者をいう。	臨床検査技師等に関する法律	厚生労働大臣	高等学校卒業	3年

区分		根拠法規	免許付与者	養成機関入学資格	おもな修業年限
理学療法士	理学療法士の名称を用いて，医師の指示の下に，理学療法を行うことを業とする者をいう。	理学療法士及び作業療法士法	厚生労働大臣	高等学校卒業	3年
作業療法士	作業療法士の名称を用いて，医師の指示の下に，作業療法を行うことを業とする者をいう。	理学療法士及び作業療法士法	厚生労働大臣	高等学校卒業	3年
視能訓練士	視能訓練士の名称を用いて，医師の指示の下に，両眼視機能に障害のある者に対するその両眼視機能の回復のための矯正訓練及びこれに必要な検査を行うことを業とする者をいう。	視能訓練士法	厚生労働大臣	高等学校卒業	3年
言語聴覚士	言語聴覚士の名称を用いて，音声機能，言語機能又は聴覚に障害のある者についてその機能の維持向上を図るため，言語訓練その他の訓練，これに必要な検査及び助言，指導その他の援助を行うことを業とする者をいう。	言語聴覚士法	厚生労働大臣	高等学校卒業	3年
義肢装具士	義肢装具士の名称を用いて，医師の指示の下に，義肢及び装具の装着部位の採型並びに義肢及び装具の製作及び身体への適合を行うことを業とする者をいう。	義肢装具士法	厚生労働大臣	高等学校卒業	3年
あん摩マッサージ指圧師，はり師，きゅう師	医師以外の者で，あん摩，マッサージ若しくは指圧，はり又はきゆうを業とする者。	あん摩マッサージ指圧師，はり師，きゆう師等に関する法律	厚生労働大臣	高等学校卒業	3年
柔道整復師	柔道整復を業とする者をいう。	柔道整復師法	厚生労働大臣	高等学校卒業	3年
臨床工学技士	臨床工学技士の名称を用いて，医師の指示の下に，生命維持管理装置の操作及び保守点検を行うことを業とする者をいう。	臨床工学技士法	厚生労働大臣	高等学校卒業	3年
救急救命士	救急救命士の名称を用いて，医師の指示の下に，救急救命処置を行うことを業とする者をいう。	救急救命士法	厚生労働大臣	高等学校卒業	2年：大学等で指定科目を修めた者
歯科衛生士	歯科医師の指導の下に，歯牙及び口腔の疾患の予防処置として次に掲げる行為を行うことを業とする者をいう。 1. 歯牙露出面及び正常な歯茎の遊離縁下の付着物及び沈着物を機械的操作によって除去すること。 2. 歯牙及び口腔に対して薬物を塗布すること。	歯科衛生士法	厚生労働大臣	高等学校卒業	3年
歯科技工士	歯科技工を業とする者をいう。	歯科技工士法	厚生労働大臣	高等学校卒業	2年

区分		根拠法規	免許付与者	養成機関入学資格	おもな修業年限
管理栄養士	管理栄養士の名称を用いて，傷病者に対する療養のための必要な栄養の指導，個人の身体の状況，栄養状態等に応じた高度の専門的知識及び技術を要する健康の保持増進のための栄養の指導並びに特定多数人に対して継続的に食事を供給する施設における利用者の身体の状況，栄養状態，利用の状況等に応じた特別の配慮を必要とする給食管理及びこれらの施設に対する栄養改善上必要な指導等を行うことを業とする者をいう。	栄養士法	厚生労働大臣	高等学校卒業	4年
栄養士	栄養士の名称を用いて栄養の指導に従事することを業とする者をいう。	栄養士法	都道府県知事	高等学校卒業	2年
社会福祉士	社会福祉士の名称を用いて，専門的知識及び技術をもつて，身体上若しくは精神上の障害があること又は環境上の理由により日常生活を営むのに支障がある者の福祉に関する相談に応じ，助言，指導，福祉サービスを提供する者又は医師その他の保健医療サービスを提供する者その他の関係者との連絡及び調整その他の援助を行うことを業とする者をいう。	社会福祉士及び介護福祉士法	厚生労働大臣	高等学校卒業	4年
介護福祉士	介護福祉士の名称を用いて，専門的知識及び技術をもつて，身体上又は精神上の障害があることにより日常生活を営むのに支障がある者につき心身の状況に応じた介護を行い，並びにその者及びその介護者に対して介護に関する指導を行うことを業とする者をいう。	社会福祉士及び介護福祉士法	厚生労働大臣	高等学校卒業	2年
精神保健福祉士	精神保健福祉士の名称を用いて，精神障害者の保健および福祉に関する専門的知識及び技術をもって，精神科病院その他の医療施設において精神障害の医療を受け，又は精神障害者の社会復帰の促進を図ることを目的とする施設を利用している者の地域相談支援の利用に関する相談その他の社会復帰に関する相談に応じ，助言，指導，日常生活への適応のために必要な訓練その他の援助を行うことを業とする者をいう。	精神保健福祉士法	厚生労働大臣	高等学校卒業	4年
公認心理師	公認心理師の名称を用いて，保健医療，福祉，教育その他の分野において，心理学に関する専門的知識及び技術をもって，次に掲げる行為を行うことを業とする者をいう。 1. 心理に関する支援を要する者の心理状態を観察し，その結果を分析すること。 2. 心理に関する支援を要する者に対し，その心理に関する相談に応じ，助言，指導その他の援助を行うこと。 3. 心理に関する支援を要する者の関係者に対し，その相談に応じ，助言，指導その他の援助を行うこと。 4. 心の健康に関する知識の普及を図るための教育及び情報の提供を行うこと。	公認心理師法	文部科学大臣，厚生労働大臣	高等学校卒業	4年および大学院における必要な科目の修得または実務経験

図表等一覧

索引